DR. PETRA BRACHT

LE JEÛNE INTERMITTENT

Longévité, minceur et santé

Éditions
Médicis

THÉORIE

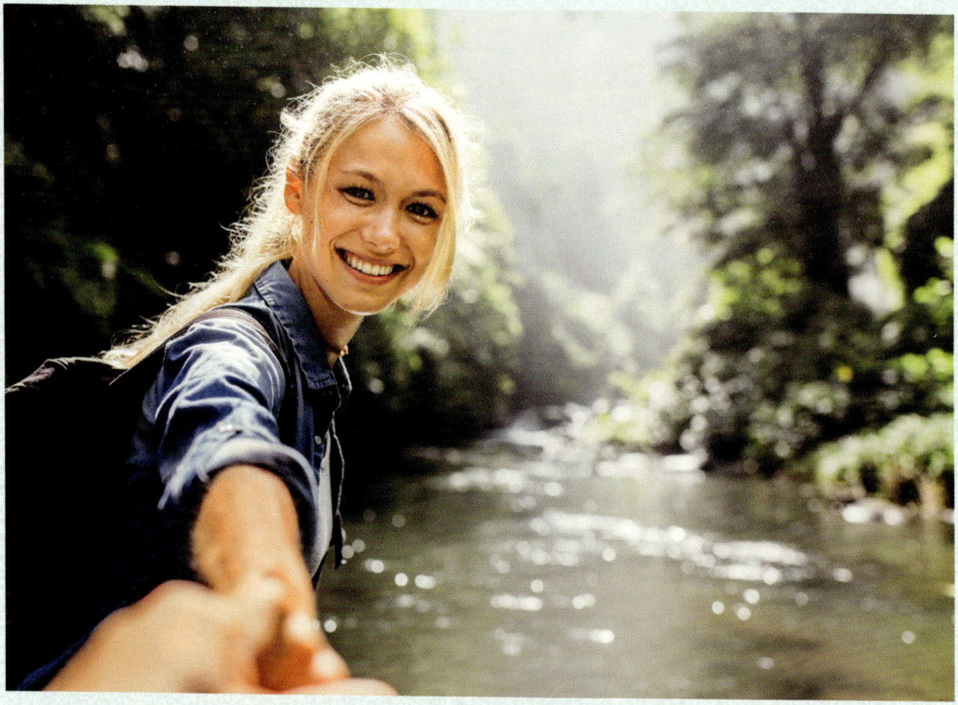

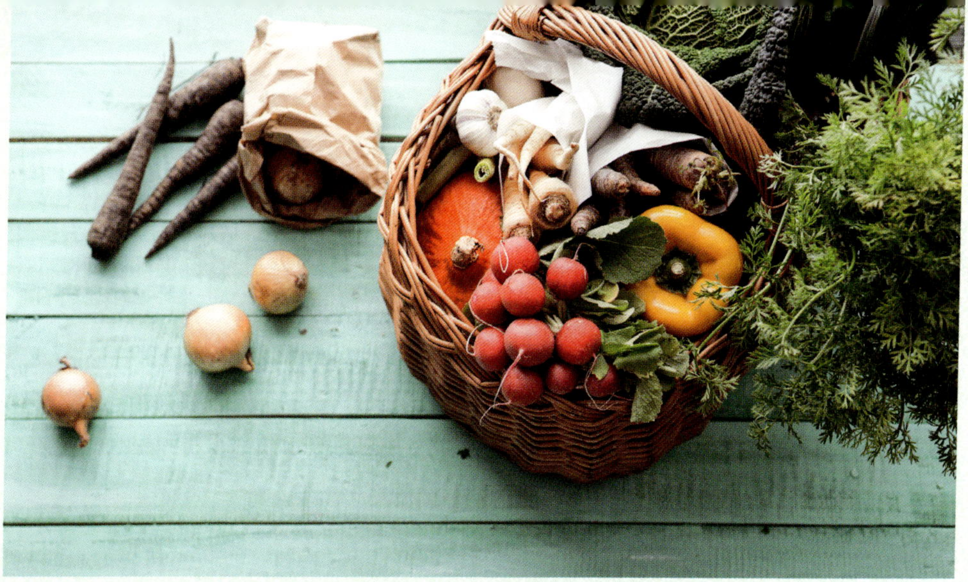

PRATIQUE

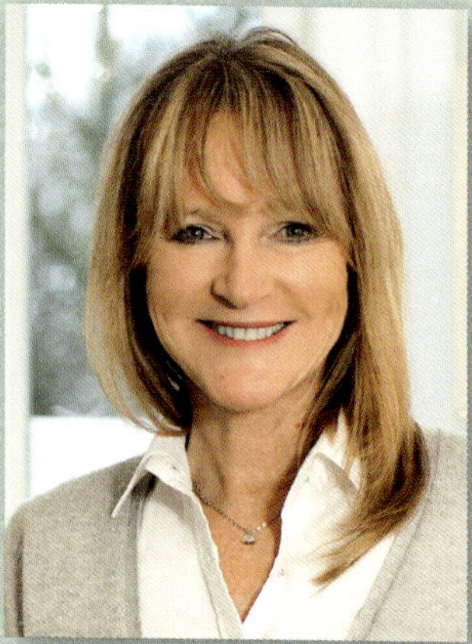

DR PETRA BRACHT

est médecin généraliste et naturopathe
spécialisée en nutrition.

« Au-delà de la **composition** de vos repas, l'**heure** et la **manière** de vous alimenter sont d'une importance décisive ! »

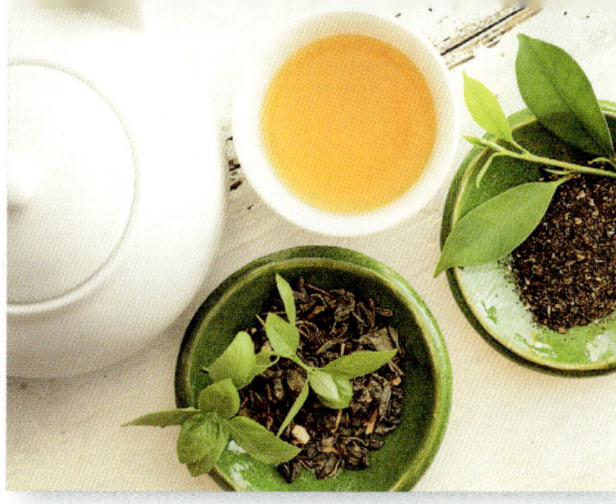

EN BONNE SANTÉ ET PLEIN D'ÉNERGIE GRÂCE AU JEÛNE INTERMITTENT

La première mention de la question du jeûne intermittent dans le milieu médical de la nutrition fut pour moi un moment mémorable. Mon savoir et mon expérience acquise durant plusieurs dizaines d'années furent alors enfin confirmés par la recherche scientifique indépendante du plus haut niveau. Le fait que les médias se préoccupent à l'heure actuelle également davantage de ce sujet facilite grandement le travail auprès de mes patients. Les longues discussions sont moins indispensables, les doutes s'atténuent. De même que les commentaires, parfois extrêmement agressifs, de la part de certains de mes collègues cessent progressivement dans la mesure où ceux-ci finissent par reconnaître leurs lacunes en la matière. Malgré tout, les scientifiques restent encore relativement réservés, car ils ne disposent pas encore de suffisamment d'études scientifiques à long terme effectués sur l'être humain. Il leur manque tout simplement mon expérience plus que trentenaire. Dans ce livre, je vous présenterai d'une manière facilement compréhensible les résultats quasiment incroyables des recherches scientifiques qui ont fait dresser l'oreille même aux plus grands sceptiques. Au terme de cette lecture, libre à vous de décider par vous-même si vous désirez différer cette opportunité extraordinaire encore pendant de nombreuses années. C'est à peu près ce laps de temps qu'il faudra à la science médicale avec toutes ses exigences avant d'autoriser officiellement cette stratégie nutritionnelle. En l'état actuel des choses, il dépend uniquement de vous de profiter ou non de ces connaissances de la même manière que bon nombre de mes patients l'ont déjà fait avant vous. Je vous engage vivement à tirer parti de cette opportunité car vous ne vivez qu'une seule fois dans ce corps qui est le vôtre. Indépendamment de votre personnalité individuelle, une telle « expérience de la vie » se transformera alors pour vous en une expérience passionnante.

Vous pouvez en être certain !

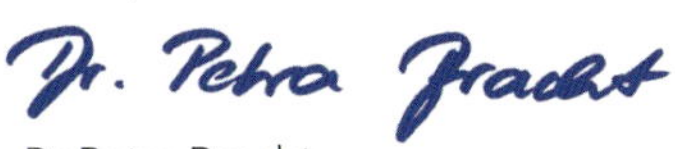

Dr Petra Bracht

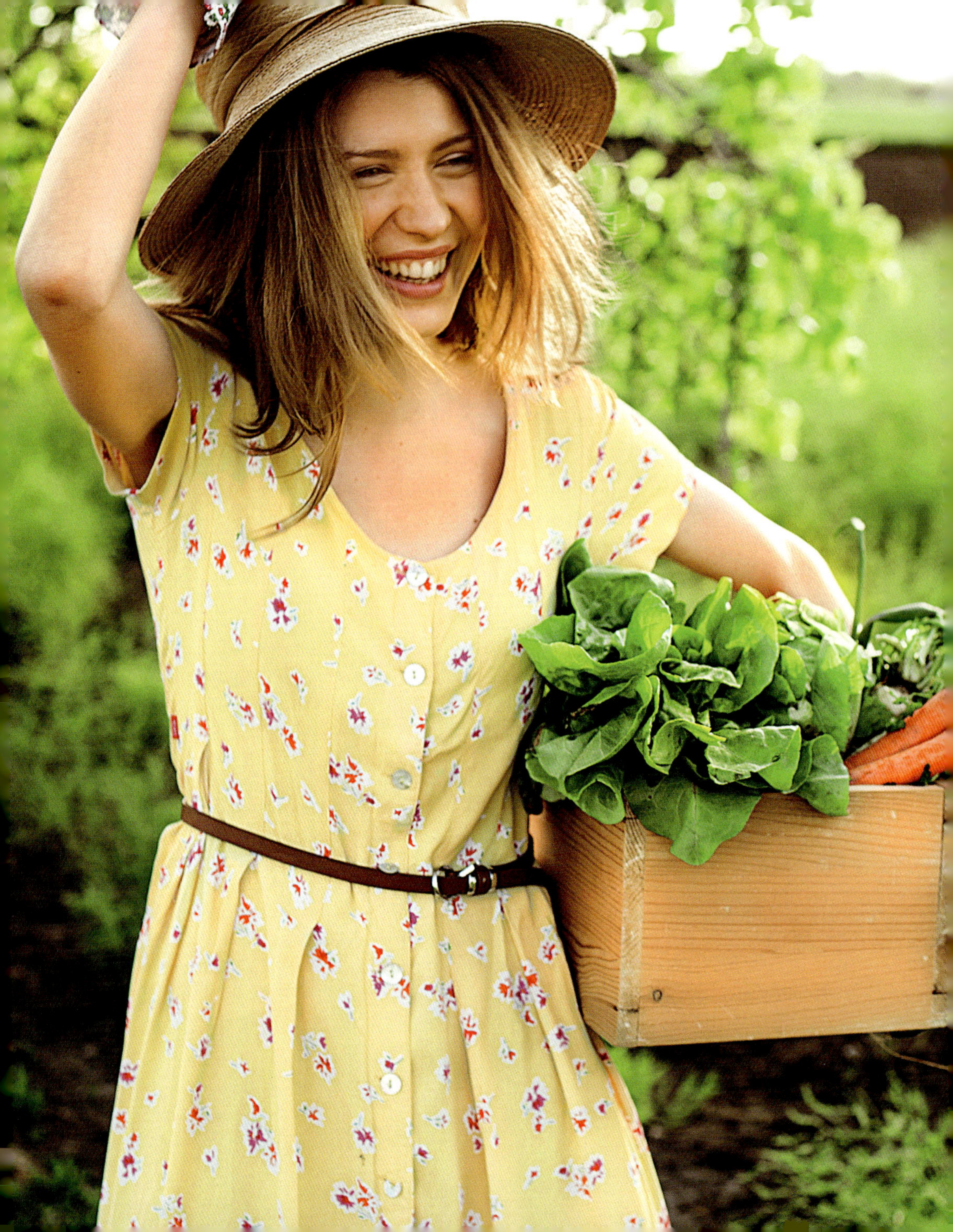

LE JEÛNE INTERMITTENT UN ÉLIXIR DE SANTÉ

GRÂCE À MON EXPÉRIENCE DE PLUSIEURS DIZAINES D'ANNÉES, JE CONNAIS LES VERTUS THÉRAPEUTIQUES DU JEÛNE. DÉCOUVREZ-EN À VOTRE TOUR LES RAISONS EN OBSERVANT LES MÉCANISMES DÉCLENCHÉS PAR LE JEÛNE INTERMITTENT À L'INTÉRIEUR DE L'ORGANISME.

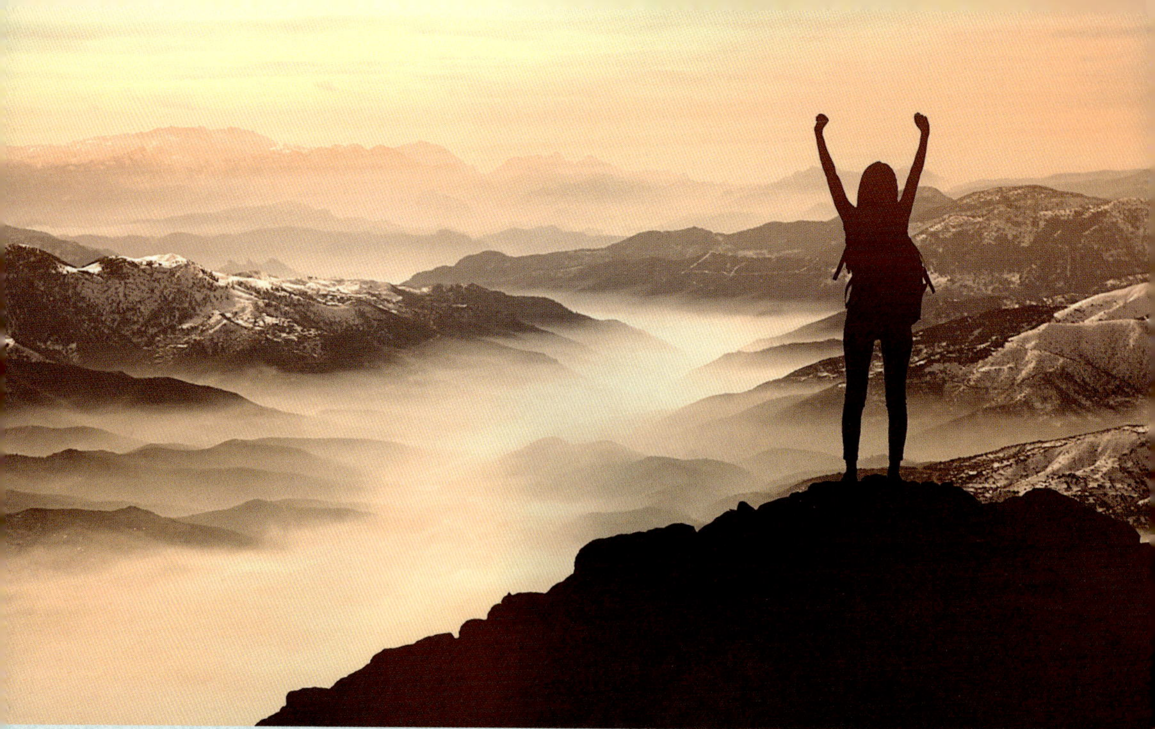

LE JEÛNE FAIT DES MERVEILLES

Le jeûne est aussi ancien que l'humanité elle-même. Profondément ancré dans nos gènes, il a des répercussions quasiment extraordinaires sur notre santé et notre longévité. Le jeûne fonctionne comme un remède miracle. C'est peut-être pour cette raison qu'il n'est pas tombé dans l'oubli depuis que le jeûne quasiment inévitable durant les périodes de disette a pour ainsi dire cessé. Ainsi la plupart des religions préconisent des périodes de jeûne. Malgré tout, le jeûne est parfois mis en cause avec véhémence. Les adeptes des méthodes de médecine naturelle ne jurent que par lui. Mais certains médecins le refusent en le qualifiant de dangereux et déconcertent ainsi leurs patients par leur prise de position.

Les temps sont cependant en train de changer et c'est bien ainsi. Les résultats des dernières études (p. 22 - 35) ont fait parler d'eux. Le jeûne et avant tout le jeûne intermittent représentent des opportunités insoupçonnées pour une longue vie en bonne santé.

De manière intuitive, j'ai profité de ces avantages tout au long de ma vie. Je pratique le jeûne intermittent (p. 68 - 135) depuis plus de quatre décennies, tout simplement parce que cela me faisait du bien, tout en ignorant ses avantages incroyables qui ne sont connus et prouvés qu'à l'heure actuelle. Au cours des dix premières années, je le pratiquais plutôt discrètement, voire en secret, car il était à l'époque impensable de ne pas prendre de petit déjeuner le matin, de se rendre à l'université à jeun, puis de ne s'alimenter que deux fois par jour, voire même de se contenter d'un seul repas quotidien. Toutefois, la qualité de ma nourriture était à l'époque loin d'être optimale. Comme la plupart des gens, j'ai moi aussi continué à consommer ce à quoi j'étais habituée dans ma famille, y compris de la viande. Je n'ai jamais apprécié le lait de vache, il m'écœurait pour ainsi dire. Les recommandations permanentes vantant son importance pour la santé me firent devenir astucieuse. Je me suis mise à boire des milkshakes ou des chocolats et j'ai mangé du fromage afin de pouvoir profiter des prétendus avantages du lait.

Le véritable apprentissage n'a débuté qu'après mes études

Tous ces comportements furent bouleversés d'un seul coup lorsque je découvris le livre *Fit for life* (En forme pour la vie) de Harvey et Marylin Diamond, je m'étais à l'époque déjà spécialisée en médecine générale.

Depuis un certain temps déjà, je ne me sentais pas satisfaite. Je me rendais progressivement compte que la médecine conventionnelle que je pratiquais telle que je l'avais apprise durant mes études ne représentait pas celle pour laquelle

INFORMATION

MÉDECINE NUTRITIONNELLE ET SCIENCE DE LA NUTRITION

En 1991 également, je fis la connaissance de mon ami et mentor actuel le professeur Dr Claus Leitzmann. Nous siégions alors tous les deux au conseil scientifique du mouvement « Fit-for-Life ».

Claus Leitzmann est chimiste, microbiologiste et nutritionniste. Travaillant depuis 1974 à l'université de Gießen, il y occupait la chaire consacrée à l'alimentation dans les pays en développement, plus tard, il devint directeur de l'institut de nutrition. Il a écrit de nombreux ouvrages consacrés à l'alimentation équilibrée, végétarienne et durable.

Lui, le scientifique, et moi, le médecin, tous deux spécialistes de nutrition, nous nous complétons parfaitement en réunissant aussi bien le savoir que l'expérience, ce qui devrait normalement être transmis à tous les médecins au cours de leur formation.

j'étais devenue médecin. Je voulais soigner des patients qui se sentaient responsables de leur propre état de santé et les soutenir dans leur quête de la guérison. Je n'ai pas choisi ce métier avec le seul objectif de me contenter de supprimer les symptômes à l'aide de médicaments.
J'ai donc dévoré ce livre en une journée. D'un seul coup, je compris que l'alimentation devait jouer un rôle clé lors de la prévention et de la guérison des maladies. À cette époque, je ne soupçonnais pas encore que ce livre allait influencer entièrement et de manière décisive mon parcours professionnel en tant que médecin. Il révèle les principes les plus importants de *l'Hygiène Naturelle*, un mouvement de santé d'origine américaine ayant pour objectif de prévenir les maladies de manière naturelle.

Les principes du mouvement « Fit-for-Life »

Un des préceptes les plus importants du mouvement « Fit-for-Life » était basé sur le principe des cycles naturels de l'organisme. En fonction de ces cycles, nous ne devrions absorber des aliments qu'entre midi et vingt heures afin qu'ils puissent être assimilés entre vingt heures et quatre heures du matin et que leur élimination puisse avoir lieu tranquillement entre quatre heures et midi. Dès lors que ce cycle est interrompu par un petit déjeuner (*breakfast* signifie rupture du jeûne), les déchets organiques s'accumulent dans la matrice extracellulaire, le tissu conjonctif, le réseau des fascias et le polluent. De plus, la consommation de viande et de produits laitiers est drastiquement réduite. La source principale de l'alimentation est constituée par une nourriture fraîche à base de végétaux.

Un grand événement avait eu lieu

Je me souviens encore avoir jubilé intérieurement. Je connaissais donc enfin la raison pour laquelle je n'avais jamais faim le matin. C'était l'époque à laquelle mon mari et moi-même modifiions notre alimentation de fond en comble en nous tournant à 95 % vers une alimentation équilibrée à base de végétaux. Les phénomènes que nous constations alors sur nous-mêmes étaient si extraordinaires que j'intégrais aussitôt la nutrition dans mon travail au quotidien. Tous les patients n'en étaient pas heureux. En cas de diabète, de tension artérielle ou de goutte, rien de plus simple que d'avaler un cachet plutôt que de modifier profondément son mode d'alimentation. Bien évidemment, il appartient à chaque patient de prendre sa décision individuellement. La majorité de tous ceux qui se sont décidés à l'époque pour la voie la plus inconfortable et qui ont tenté l'expérience d'une modification de leurs habitudes alimentaires pour tester son influence sur certains symptômes ont été récompensés par une nette amélioration de leur état, voire une guérison complète.

La guérison à travers le jeûne

Quasiment toutes les maladies réagissent au jeûne et à une alimentation équilibrée. Sans avoir été témoin de ces guérisons spectaculaires, je n'aurais jamais pu poursuivre ce chemin d'une manière aussi rectiligne. Il m'a été donné de constater la puissance énorme d'une nourriture saine dans le cas de quasiment toutes les maladies. Dès que mes patients étaient prêts à se confronter à ce changement, je débutais la modification de leur alimentation par une cure de jeûne. Déjà à cette époque, j'étais défenseur enthousiaste de la thérapie du jeûne.

Le jeûne intermittent, une alternative au jeûne de longue durée

Beaucoup d'individus ont du mal à supporter un jeûne de longue durée (p. 12). Roland, mon époux, fut totalement incapable de s'habituer au jeûne de longue durée. L'unique tentative qu'il entreprit constitua pour lui une telle torture qu'il l'interrompit au bout de cinq jours. C'est un comportement exceptionnel chez lui, car je ne connais guère de personnes aussi persévérantes que lui. C'était probablement son organisme qui ne tenait pas le coup car à cette époque il avait l'habitude de s'entraîner pendant huit heures par jour, parfois encore davantage. Cela le contrariait puisqu'il tenait naturellement à bénéficier également de tous les bienfaits du point de vue santé. L'opportunité du jeûne intermittent lui parut quasiment comme une délivrance. Il est devenu depuis un fervent adepte de cette méthode.

Le jeûne intermittent – un changement relativement simple

Mes patients le ressentent à peu près de la même manière que lui. Le fait de jeûner pendant seize heures par jour nécessite au départ quelques adaptations, mais au terme d'une dizaine de jours au plus, l'habitude commence à s'installer. S'alimenter ensuite deux à trois fois dans un intervalle de huit heures représente alors un pur délice. Ressentir enfin la sensation de la faim, éprouver le goût des aliments de manière bien plus intense, connaître la sensation de satiété, être absolument performant, que ce soit au travail ou dans une pratique sportive et accessoirement encore se débarrasser de son surpoids, qui n'en a pas envie ?! Mais il y a encore d'autres avantages. Le jeûne intermittent constitue la meilleure prévention contre la plupart des maladies dites de civilisation. Même si vous en êtes déjà atteint, vous pourrez obtenir une amélioration de votre état de santé. Il m'a été donné d'accompagner tant de patients lors de ce processus. La puissance extraordinaire développée par le jeûne intermittent accompagné d'une alimentation à base de végétaux et d'exercices adaptés représente à chaque fois un miracle renouvelé.

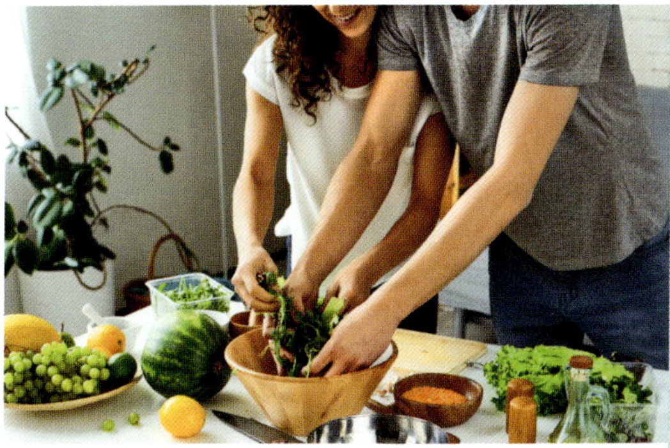

Préparer soi-même ses repas à base d'ingrédients frais est une activité ludique et bénéfique pour la santé. Ainsi vous connaissez toujours la composition de vos repas.

LES DIFFÉRENTES MÉTHODES DE JEÛNE

Les différentes formes de jeûne offrent une prévention optimale en vue d'une bonne santé et activent les forces d'auto-guérison de l'organisme.

LE JEÛNE DE LONGUE DURÉE

Renoncer à s'alimenter durant quarante-deux jours n'est pas chose aisée. Celui qui a réussi l'exploit ne voudra certainement plus renoncer à cette expérience.

Cette méthode de jeûne repose souvent sur une motivation religieuse. Elle est censée faciliter la proximité avec Dieu ainsi que la remise en ordre et la purification des pensées et du psychisme. Tous les résultats décrits au sujet du jeûne intermittent sont également au rendez-vous grâce au jeûne de longue durée. Cependant l'effort est sans commune mesure.

Ces six semaines bousculent beaucoup de choses tant à l'intérieur de l'organisme qu'au niveau de l'esprit, l'état du jeûneur est donc à l'avenant. Durant toute cette période, il est extrêmement préoccupé de lui-même. Ainsi traverse-t-il d'anciens symptômes de maladie, son univers affectif joue aux montagnes russes. Vers la fin de la période de jeûne, son organisme, son esprit et son âme retrouvent l'ordre, le jeûneur a alors bien souvent l'impression de renaître. Bien souvent, beaucoup de changements ont lieu dans sa vie au terme d'un tel jeûne. Je me souviens encore d'une patiente s'étant séparé après cette longue période de jeûne de son époux, de son travail ainsi que de sa communauté religieuse. Elle continue d'ailleurs encore de jeûner de temps en temps, mais seulement pendant cinq à sept jours. De telles modifications profondes de sa vie ne se sont cependant jamais renouvelées.

LA CURE DE JEÛNE THÉRAPEUTIQUE

Cette forme de jeûne est certainement la plus connue, elle a été imaginée par le médecin Otto Hermann Ferdinand Buchinger au XIXe siècle (p.20). En règle générale, cette période de jeûne dure de cinq à sept jours, mais des unités plus longues allant jusqu'à trente jours sont également possibles. Durant cette période, le jeûneur reçoit 500 kilocalories par jour au maximum sous forme de jus de fruits et de légumes rallongés d'eau, ainsi qu'un peu de miel en cas de besoin. Une importance particulière est accordée à l'évacuation des selles à l'aide de sulfate de magnésium ou de sulfate de sodium.

Les cliniques de jeûne thérapeutique selon la méthode Buchinger enregistrent un succès croissant et beaucoup de curistes y reviennent tous les ans. La raison en est évidente. À la suite d'une telle cure, le jeûneur se sent nettement mieux qu'au début, et pas seulement physiquement.

Il ne faut cependant pas sous-estimer le stress induit par une telle cure de jeûne de plusieurs jours, voire de plusieurs semaines. Les fluctuations de l'humeur peuvent être fréquentes, la créativité diminuer, la joie de vivre en pâtir. Durant cette période, le curiste est également plutôt isolé. Les contacts sociaux quotidiens ne sont pas aisés à entretenir, surtout au début de la période de jeûne, à moins de jeûner en compagnie de personnes partageant les mêmes convictions. Cette pratique est déconseillée dans le cadre de la vie quotidienne. Accordez-vous impérativement une période de repos pour l'entreprendre. Le fait de pouvoir profiter de tous les avantages du jeûne « normal » en pratiquant le jeûne intermittent représente un cadeau. Vous n'aurez pas besoin de souffrir de la faim, vous pourrez vous alimenter à satiété et vous n'aurez pas besoin de lutter contre votre disposition génétique.

LE JEÛNE À BASE DE SMOOTHIES

C'est ma manière préférée de jeûner. Je la pratique une à deux fois par an en plus du jeûne intermittent. Ce jeûne peut être très facilement intégré dans la vie quotidienne. Dans la mesure où il autorise la consommation de deux à trois smoothies par jour, de préférence des smoothies verts, la sensation de faim ne se manifeste pas, les crises habituelles des trois premiers jours lors d'un jeûne ne surviennent donc pas. Le premier smoothie du jour est plutôt sucré, tandis que le deuxième et le troisième sont davantage relevés car contenant surtout des légumes, de la salade et du citron, mais en revanche moins de fruits. Ces smoothies procurent à l'organisme toutes les vitamines et tous les minéraux ainsi que les fibres dont il a besoin pour une bonne élimination des déchets et pour un développement optimal de la flore intestinale. Méthode facile de procurer de manière très consciente à l'organisme exclusivement des aliments profitables à sa santé, le jeûne à base de smoothies est accessoirement parfait pour perdre rapidement quelques kilos superflus.

Le jeûne à base de smoothies permet en outre de pratiquer très aisément un programme d'exercices comportant des sports d'endurance, des exercices de musculation ainsi que nos étirements au niveau des impasses musculaires et des fascias dans la mesure où le niveau énergétique ne baisse pas, mais s'améliore bien au contraire. Si vous enchaînez ensuite avec la pratique du jeûne intermittent, la nourriture s'apparentera à vos yeux à un nectar et la modification de votre style de vie dans son ensemble sera alors pour vous un jeu d'enfant.

MON CONSEIL PERSONNEL

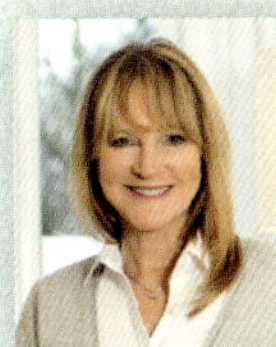

MA MÉTHODE DE JEÛNE

Personnellement, je jeûne au moins une fois par an entre sept et vingt-et-un jours, ce faisant j'en ai expérimenté différentes méthodes allant du jeûne autorisant exclusivement l'absorption d'eau jusqu'au jeûne à base de smoothies.

Il y a quelques années seulement, à l'époque où les premiers reportages et recherches au sujet du jeûne intermittent furent publiés, j'ai enfin réalisé que j'avais déjà passé presque tous les jours un certain nombre d'heures en mode jeûne durant la majeure partie de ma vie.

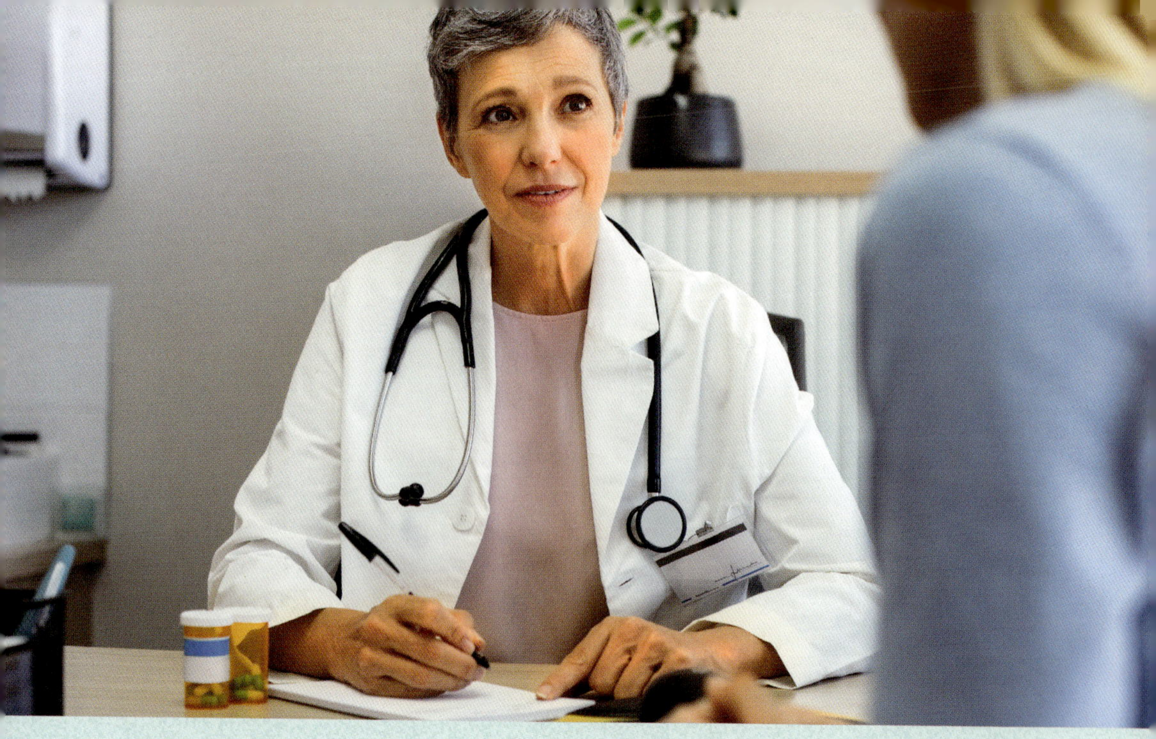

LE TEMPS EST VENU POUR UNE NOUVELLE ORIENTATION DE LA MÉDECINE

Depuis trente-cinq ans, je travaille en tant que médecin généraliste et naturopathe dans mon cabinet. Durant cette période, notre médecine conventionnelle a considérablement évolué. Jamais auparavant, il n'y avait eu de telles méthodes de diagnostic et de contrôle, d'analyses détaillées du sang, des selles, de l'état des organes internes. Jamais auparavant, il n'y avait eu autant de médicaments utilisés, d'appareils destinés à la thérapie, d'articulations artificielles etc. Jamais auparavant des opérations aussi importantes et compliquées n'avaient été exécutées, ni autant d'organes ou de fonctions biologiques remplacés par des artificiels.

La médecine conventionnelle moderne accomplit des exploits extraordinaires. Suite aux accidents, les blessures les plus graves sont « réparées » de manière à permettre aux victimes un avenir vivable, si quelqu'un perd un membre, la médecine dispose de membres de remplacement, lorsque l'ouïe est défaillante, des capteurs artificiels sont implantés, à chaque fois que la biologie échoue, la technique se charge de prendre progressivement le relais. Mais la biotechnique n'est qu'à ses débuts. À l'avenir, elle réussira des exploits encore bien plus inimaginables. Voilà l'aspect positif de la médecine moderne de haut niveau dont probablement personne, y compris moi-même, ne voudrait être privé.

Parallèlement, la fréquence des maladies dites « de civilisation » augmente sévèrement, qui plus est, ces maladies touchent également de plus en plus souvent des individus toujours plus jeunes. Ce sont avant tout les cancers, les maladies cardio-vasculaires qui en font partie, suivis de très près des maladies auto-immunes, des rhumatismes, du diabète de type 2 et de la cirrhose graisseuse ou de la stéatose hépatique, provoquées généralement par le surpoids. Il faut citer ici également les cas de démence, la destruction des articulations et de la colonne vertébrale ainsi que les douleurs qui les accompagnent, sans oublier bon nombre de maladies psychiques comme par exemple les dépressions. Tout cela en dépit d'une médecine moderne d'un niveau exceptionnel qui tente également d'intervenir à l'aide de médicaments et d'opérations dans le cas de ces maladies.

Les limites de la médecine conventionnelle

Nous devons enfin comprendre que la tentative de contrecarrer ces maladies à l'aide de médicaments et d'opérations ne peut pas conduire à une guérison si on ne met pas un terme à leurs causes, c'est-à-dire à une mauvaise alimentation et à un déficit de l'activité physique. En lieu et place, la médecine de haut niveau tente d'éliminer les symptômes de la maladie et les douleurs par des moyens biochimiques et chirurgicaux en partant de l'hypothèse erronée de rendre ainsi un service à l'organisme dans son ensemble. Mais que se passe-t-il alors ? Une partie du métabolisme, responsable selon les connaissances actuelles d'une maladie définie, sera corrigée, en revanche l'organisme dans son ensemble est simultanément encore davantage déséquilibré. C'est ce phénomène qui est qualifié d'effets secondaires dans les notices. Ceux-ci sont parfois pires que les symptômes censés être combattus. Tout cela n'a pas grand-chose à voir avec l'éradication de la maladie.

Quelle est alors la solution ?

Les traitements classiques de la médecine conventionnelle ne se prêtent donc apparemment pas à combattre les causes des maladies dites de civilisation les plus fréquentes. Dans le cas de ces affections, notre organisme a de toute évidence besoin d'autres mesures agissant d'une manière naturelle, endogène, biologique et avant tout en s'attaquant aux causes afin de les éliminer. L'objectif devrait être de soutenir les puissantes forces d'auto-guérison endogènes de manière à ce qu'elles puissent se développer. Ces forces d'auto-guérison que je qualifie de « notre médecin intérieur » sont constituées par les systèmes d'autorégulation puissants qui sont ancrés dans nos gènes et que tout être humain porte en lui afin de lui permettre de se libérer par lui-même de ses maladies.

Réveillez vos forces d'auto-guérison

Vous pouvez réveiller vos forces d'auto-guérison en aidant votre organisme à développer cette énergie de manière optimale, la plupart du temps sans avoir recours ni à des médicaments ni à des opérations chirurgicales. Vous devez éviter tout ce qui est susceptible d'empêcher votre organisme de développer ces forces.

Les deux leviers les plus essentiels

Au cours de la vie d'un être humain, deux leviers sont susceptibles de perturber les forces d'auto-guérison présentes dans l'organisme dès la naissance et qui peuvent conduire à l'apparition des maladies les plus diverses au bout d'une cinquantaine d'années environ. Les maladies ne sont rien d'autre que des mauvais états physiques susceptibles de se propager et de s'intensifier à l'intérieur de l'organisme en l'absence de l'action de ces forces d'auto-guérison.

Le premier levier est constitué par l'alimentation. Donc par tout ce que nous apportons plusieurs fois par jour à notre organisme sous forme exogène de nourriture et de boisson. Il est d'ailleurs parfaitement logique que l'alimentation joue un rôle déterminant dans notre état de santé. Ce qui n'est au contraire pas logique du tout, voire même alarmant, est la triste réalité que la nutrition ne joue guère un rôle important dans le programme des études de médecine et ceci encore de nos jours.

Le deuxième levier est constitué par l'activité physique. C'est également logique dans la mesure où l'être humain représente un système biologique dont le bon fonctionnement dépend pour la majeure partie du fait qu'il bouge, mais aussi de la manière dont il le fait. L'adage populaire « Faute d'exercice, on s'affaiblit ! » mis à part, notre savoir spécifique concernant l'activité physique ne joue guère un rôle prépondérant dans les formations de ceux qui se destinent aux métiers de la santé, ni dans les cursus de médecine, ni même de médecine du sport et des sciences du sport, ni dans les formations conduisant au métier de naturopathe ou de physiothérapeute.

MON CONSEIL PERSONNEL

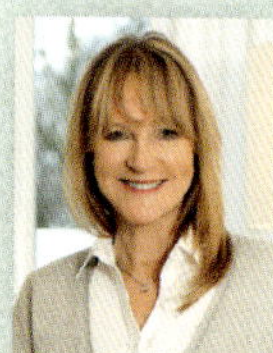

LE JEÛNE INTERMITTENT, LA MEILLEURE ALTERNATIVE AU JEÛNE DE LONGUE DURÉE

Une fois que mes patients avaient décidé de modifier leur mode alimentaire dans le but de recouvrer une bonne santé, je leur conseillai alors volontiers une semaine de jeûne pour commencer. Pour des raisons les plus diverses, c'était dans un premier temps inimaginable pour la plupart d'entre eux. Je leur ai donc toujours proposé le jeûne intermittent en tant qu'alternative, sans toutefois jamais prononcer ce terme. C'est ainsi que le jeûne intermittent s'est dégagé quasiment tout seul en tant que mode alimentaire pouvant non seulement être pratiqué de manière passagère, mais aussi tout au long de la vie et qui devrait d'ailleurs également l'être selon ma ferme conviction.

LA FORMULE D'UNE BONNE SANTÉ SE COMPOSE D'UNE BONNE ALIMENTATION, DE L'ACTIVITÉ PHYSIQUE ET DU JEÛNE INTERMITTENT

Associez une alimentation majoritairement végan aux exercices physiques spécifiques et au jeûne intermittent afin de mobiliser les forces d'auto-guérison de votre organisme.

Dès que vous aurez compris le mécanisme de cette relation, vous pourrez endosser la responsabilité de votre propre santé et prendre les bonnes décisions en vue de votre auto-guérison.

UNE ALIMENTATION VÉGAN…

C'est à travers l'alimentation que la plupart des molécules exogènes pénètrent dans votre organisme. Pour cette raison, choisissez de vous alimenter à base d'une nourriture de grande qualité à laquelle nos organismes humains sont génétiquement adaptés. Fournissant un excellent « matériau de construction » ainsi que de remarquables « carburants », ces aliments approvisionneront votre organisme à merveille.

…ACCOMPAGNÉE D'UNE ACTIVITÉ PHYSIQUE…

Ces nutriments ne peuvent développer leurs effets de manière optimale qu'à la condition que votre corps bouge suffisamment, mobilisez donc chaque angle d'articulation afin d'éviter la formation de résistances musculo-fasciales internes. Ainsi vous éviterez les douleurs et les maladies telles l'arthrose, les nutriments seront transportés dans toutes vos cellules et vous augmenterez en prime votre énergie et votre joie de vivre.

… ET DU JEÛNE INTERMITTENT !

En combinant ces deux accélérateurs de santé avec le jeûne intermittent, vous pourrez accéder à une longue vie exempte de douleurs tout en jouissant d'une santé optimale. Ma mission la plus essentielle en tant que médecin consiste à divulguer ce savoir.

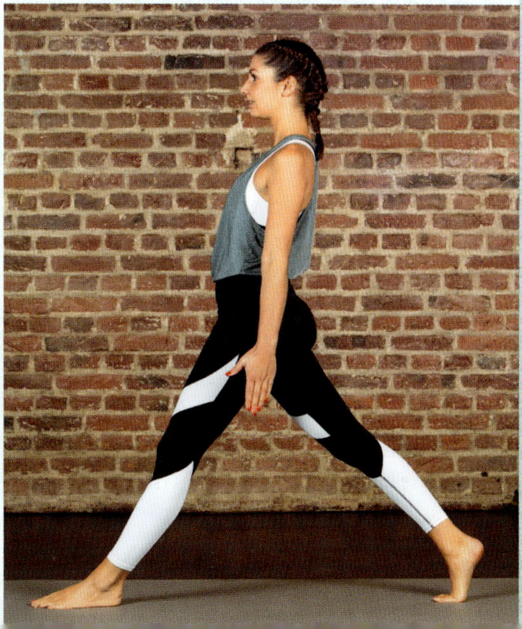

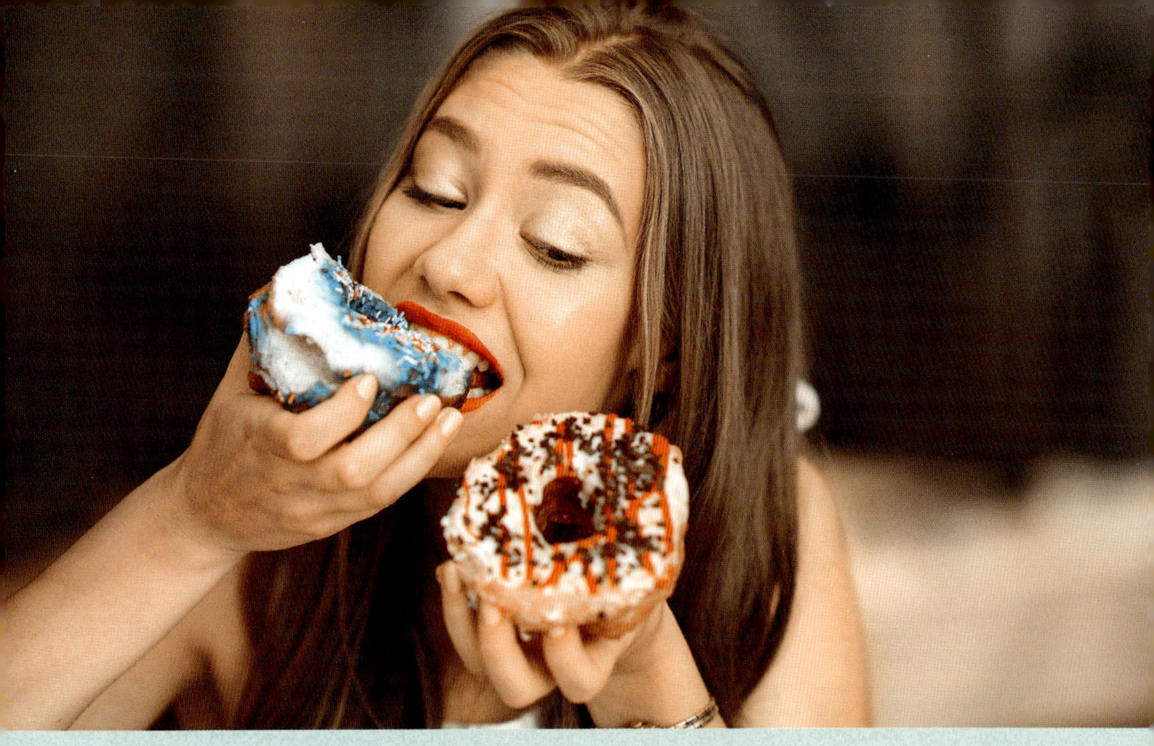

NOUS MANGEONS TOUT SIMPLEMENT TROP ET TROP SOUVENT

Le jeûne sous forme de périodes de disette, c'est-à-dire le jeûne forcé, fait partie intégrante de la structure génétique de l'être humain. Nous pouvons alors constater la présence de mécanismes ingénieux nous permettant de garantir notre propre survie mais aussi celle de notre espèce. Durant les périodes où il n'y avait rien à manger, l'organisme en profitait pour ranger, réparer et mettre en route une multitude de merveilleux mécanismes (p. 22 – 35). Simultanément, la fécondité baissait. Moins d'enfants naissaient pour que la nourriture fût suffisante pour tous. Dès que l'offre alimentaire allait croissant, l'organisme se reconstruisait et la fécondité augmentait. Davantage d'enfants venaient au monde pour lesquels il y avait alors suffisamment de nourriture. C'est ainsi que des périodes d'approvisionnement satisfaisant alternaient avec d'autres pendant lesquelles la nourriture se faisait rare. Tout allait bien. Quelle sagesse de la nature.

La vie en pays de cocagne possède ses revers

Une offre alimentaire pléthorique règne dans tous les pays industrialisés occidentaux et particulièrement chez nous en Europe. D'un côté, c'est une grande bénédiction, mais de l'autre, cela constitue simultanément un immense problème. Par le fait d'être constamment sur-approvisionnés en nourriture, beaucoup d'individus mangent en permanence et la plupart du temps beaucoup trop. En outre, il n'y a plus de pauses alimentaires « imposées ». Nos gènes sont cependant programmés pour une alternance entre la prise de nourriture et la faim, mais celle-ci n'existe plus en pays de cocagne. En conséquence, les mécanismes préservant la santé qui s'enclenchent en période de famine font également défaut. Je décrirai ultérieurement (p. 38 – 49) en détail les conséquences dramatiques néfastes à une bonne santé qui en résultent.

Une des conséquences d'une vie sans éprouver la faim est que beaucoup de personnes souffrent, et parfois même meurent, de maladies dont la principale cause est constituée par une pléthore alimentaire (qui plus est d'une nourriture inappropriée à l'être humain) et de boissons, je ne parle pas ici seulement de l'alcool. Je qualifierais volontiers cette situation d'« impasse de l'évolution alimentaire ». De toute évidence, nous ne parviendrons pas à lui échapper sans adopter une attitude tout à fait consciente face à cette offre pléthorique alimentaire. C'est exactement ce que nous ambitionnons ici car le fait de manger peu rallonge l'espérance de vie (p. 20).

INFORMATION

LA RAISON POUR LAQUELLE NOUS AVONS DU MAL À JEÛNER

À l'origine, nos ancêtres n'avaient jamais besoin de prendre une décision concernant l'alimentation. Dès que la nourriture était disponible, il fallait qu'ils s'en donnent à cœur joie s'ils voulaient augmenter leur chance de survivre à la famine suivante. À d'autres moments, ils devaient se résigner à l'absence de nourriture. C'est pour cette raison que, génétiquement et aussi en termes de la psychologie des profondeurs, le comportement de manger copieusement est foncièrement ancré en nous dès lors que nous disposons de cette offre.

C'est très certainement aussi la raison pour laquelle il nous est impossible de nous arrêter devant une assiette richement chargée. Jeûner de notre propre initiative est en contradiction totale avec nos sentiments les plus profonds. Mais même si nous avons compris ce mécanisme, le problème n'en est pas véritablement résolu. Car même lorsque nous procédons de notre plein gré à des périodes de jeûne, cela signifie à chaque fois la survenue d'un stress dû à cet effort que nous devons faire sur nous-mêmes. C'est d'ailleurs également le cas lorsque notre assiette est encore à moitié pleine mais que nous sommes en vérité déjà rassasiés.

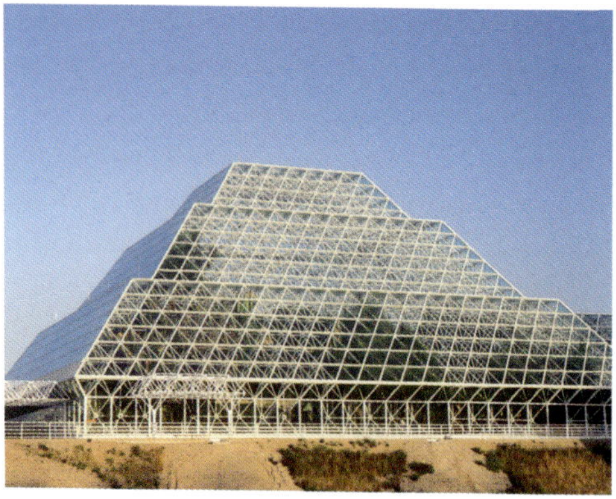

Entre 1987 et 1989, un écosystème fermé a été expérimenté sous la coupole immense de la Biosphère II située en Arizona aux États-Unis.

L'individu qui mange moins vit plus longtemps et en meilleure santé

Depuis quelque temps déjà, diverses expérimentations sur les animaux ont révélé que la vie de ces animaux pouvait être prolongée au maximum de moitié grâce à une alimentation hypocalorique sans que leur état de santé n'en pâtisse pour autant. Mais comment adapter cette découverte à l'être humain ? Qui est prêt à souffrir de privations tout au long de la vie lors de chacun de ses repas ?

L'histoire récente du jeûne

L'effet thérapeutique du jeûne dans le cas de certaines maladies a déjà été décrit par le médecin grec Hippocrate (env. 460 – 370 av. J. C.). Plus de mille ans après lui, le médecin et savant helvético-autrichien Paracelse (autour de 1493/1494 – 1541) parvint à activer son « médecin intérieur » à travers la privation de nourriture. Avant lui, les fondateurs de religion Bouddha, Jésus et Mahomet se servirent déjà du jeûne avec l'objectif d'atteindre un état de conscience supérieur. Au sein des grandes religions mondiales comme le christianisme, le judaïsme, l'hindouisme et l'islam, le jeûne est demeuré jusqu'à nos jours un élément essentiel de la pratique religieuse. Les périodes de jeûne prescrites par la religion exerçaient et continuent toujours d'exercer indiscutablement une influence très positive sur la santé des croyants qui le pratiquent.

Ce n'est que dans le courant du XIXe et du XXe siècle que les médecins tels Max Bircher Brenner (1867 – 1939), Otto Buchinger (1878 – 1966) et Franz Xaver Mayr (1875 – 1965) se sont intéressés au jeûne sous son aspect thérapeutique (p. 12 – 13). Dans le domaine de la naturopathie, les méthodes et techniques de jeûne les plus diverses sont issues de leurs expériences, comme par exemple le pranisme, le jeûne thérapeutique selon Buchinger et la cure d'après F. X. Mayr.

Une découverte accidentelle grâce à Biosphère II

C'est grâce à un pur hasard que la recherche actuelle sur le jeûne a retrouvé un nouvel essor. En réalisant le projet Biosphère II, situé dans l'état d'Arizona aux États-Unis, le médecin et pathologiste états-unien Roy Walford, mentor du biologiste cellulaire et chercheur spécialiste du vieillissement Valter Longo, avait eu l'intention de prouver qu'un écosystème créé artificiellement et entièrement clos pouvait fonctionner indépendamment de son environnement. Mais la tentative échoua, l'oxygène vint à manquer et dut être introduit de l'extérieur. Par la suite, de nombreux insectes nuisibles se mirent à proliférer, provoquant ainsi une baisse dramatique des récoltes des fruits, des céréales et des légumes cultivés.

Ne s'étant cependant pas résolus à renoncer, les scientifiques participant à l'expérimentation se nourrissaient donc très peu pendant presque deux années. Valter Longo fut présent lorsque les huit chercheurs quittèrent le dôme érigé dans le désert de l'Arizona. Ils étaient tous extrêmement amaigris et frustrés.

L'examen médical révéla cependant une immense surprise en constatant chez tous un état de santé extraordinairement bon, attesté par des résultats optimaux de leurs analyses sanguines respectives. Ils étaient réellement en bonne santé. Leurs taux de cholestérol extrêmement bas étaient flagrants. Cette découverte est surtout significative dans la mesure où beaucoup de médecins pratiquant la médecine conventionnelle sont encore d'avis que l'alimentation n'a rien à voir avec les taux de graisse dans le sang. Depuis cette expérience, Valter Longo se consacre exclusivement à la recherche sur le processus du vieillissement. Lors d'une interview, il indiqua que c'était moins le processus du vieillissement qui l'intéressait que la perspective de pouvoir rester jeune.

Facteur de croissance IGF-1

Une autre découverte révolutionnaire consolide l'effet thérapeutique du jeûne. Le Dr Jaime Guevara, scientifique et médecin à Quito, en Équateur, examina un groupe de 300 personnes atteintes du syndrome de Laron, une maladie congénitale responsable du nanisme caractérisée par une déficience génétique située au niveau des récepteurs des polypeptides IGF-1 (de l'anglais insulin-like growth factors, facteurs de croissance proches de l'insuline) dans le foie. En règle générale, la science s'intéresse beaucoup à ces individus, non pas en raison de leur taille corporelle réduite, mais à cause de leur résistance évidente contre certaines maladies. Pas un seul d'entre eux n'a déclaré de diabète durant la période d'observation, seul un individu fut atteint de cancer. Le facteur de croissance IGF-1 serait-il donc responsable de maladies et d'une longévité diminuée ?

INFORMATION

LES DEUX REVERS D'UNE MÉDAILLE

John Kopchick (de l'université de l'Ohio) et Andrzej Bartke (de l'université de l'Illinois du Sud) réussirent à prouver que la longévité des souris est prolongée de 40 pour cent lorsque les récepteurs de l'IGF-1 situés dans leurs foies sont désactivés. Un taux d'IGF-1 normal a donc des répercussions positives sur la croissance et la reproduction, mais lorsque son taux est durablement élevé il est également responsable de maladies et d'une réduction de la longévité.

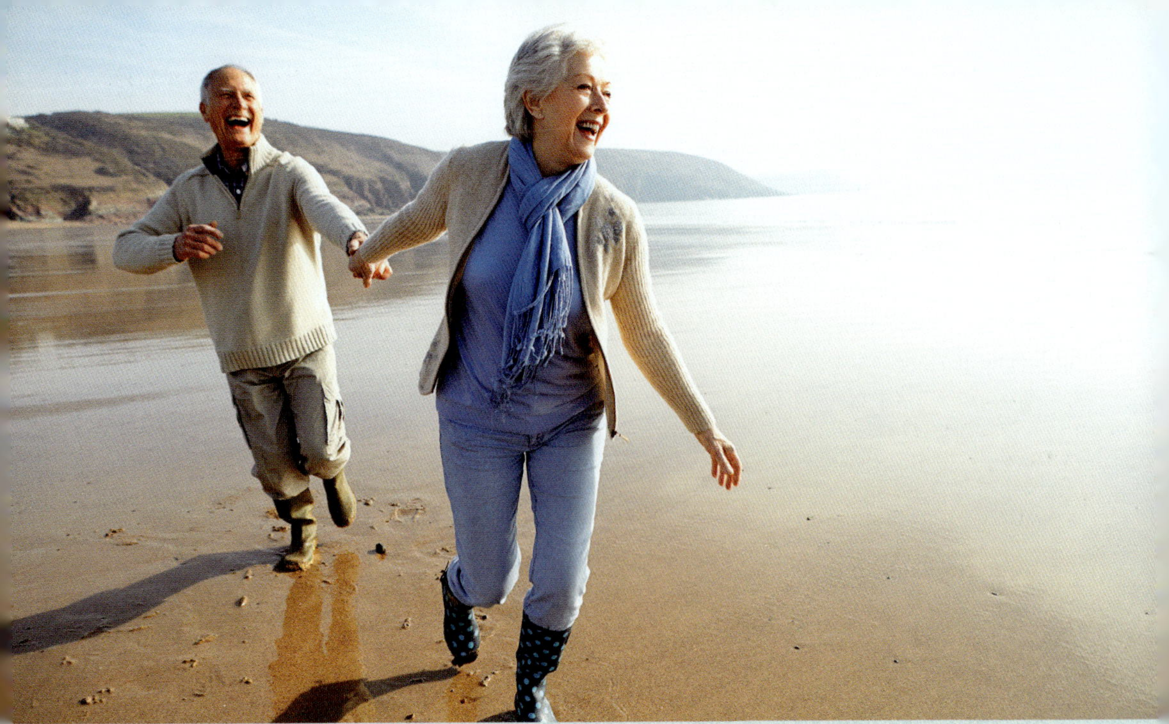

LES MÉCANISMES DÉCLENCHÉS PAR LE JEÛNE À L'INTÉRIEUR DE L'ORGANISME

Le jeûne est aussi vieux que l'humanité. Découvrez maintenant de quelle manière vous pouvez inciter les mécanismes de réparation et de rajeunissement intégrés dans votre patrimoine génétique à se développer. Le jeûne intermittent imite les conditions de vie ayant caractérisé celle de nos ancêtres durant toute la durée de l'évolution et déclenche de ce fait exactement les stimuli dont nous êtres humains avons besoin afin de mener une longue vie en bonne santé. Il stimule le mécanisme naturel ancré dans nos gènes. Les résultats des recherches scientifiques que je vous présenterai ici en détail sont plus qu'impressionnants, ils sont révolutionnaires. Le jeûne intermittent ne représente non seulement un complément décisif à un traitement médical conventionnel, mais il constitue également une nécessité vitale.

Mes observations de plus de vingt-sept ans auprès de nombreux patients confirment mes certitudes. Encore et toujours, je constate que le jeûne intermittent associé à une alimentation végan et à l'activité physique rend les maladies « superflues ». Les individus ayant vécu durant une longue période selon ce principe sont en excellente santé. C'est pour cette raison que je suis persuadée que le mode d'alimentation que je préconise réduit drastiquement la probabilité de tomber malade. Au cas où votre médecin de confiance ait une position critique face au jeûne, procurez-lui ces informations et laissez-le faire ses investigations lui-même. S'il est tant soit peu ouvert à la recherche récente, vous verrez qu'il se départira de ses préjugés. Car les recherches scientifiques les plus récentes confirment ces effets thérapeutiques grandioses du jeûne observés depuis longtemps par les médecins naturopathes.

L'autophagie, recyclage au lieu de fonte musculaire

Durant le jeûne se déclenche ce qui est communément nommé autophagie ou autolyse, c'est-à-dire l'autodigestion et le recyclage des déchets à l'intérieur de nos cellules et dans la matrice intercellulaire.

Ce programme de recyclage endogène constitue un dispositif génial de notre organisme. Ce n'est pas par hasard que le Japonais Yoshinori Ohsumi a obtenu le prix Nobel en 2016 pour la découverte de ce mécanisme clé. À l'université de Graz en Autriche également, une équipe de chercheurs autour de Frank Madeo se préoccupe depuis un certain temps de ce sujet. Il faut s'imaginer le déroulement à peu près de la manière qui suit, au terme d'une phase de jeûne d'environ douze heures, une équipe chargée de l'évacuation des déchets munie d'enzymes se met en route. Elle n'enlève non seulement les déchets toxiques de l'organisme mais les recycle également. C'est fascinant, non ? Durant cette période de « famine », votre organisme ne reçoit aucun élément nouveau de l'extérieur, mais il utilise des déchets cellulaires abandonnés afin d'en fabriquer un nouveau matériau de construction de haute qualité ! Les déchets de l'organisme sont pour ainsi dire déposés dans un sachet de compost contenant des enzymes de digestion ainsi que des acides. C'est ainsi que de vieux micro-déchets, des composants cellulaires endommagés ainsi que des molécules de protéines usagées sont tout simplement hachés menu. Ils sont ensuite décomposés puis recomposés afin d'en fabriquer

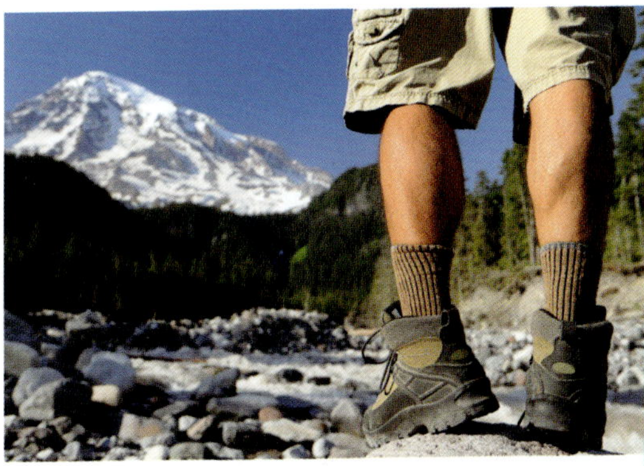

La survenue de la fonte musculaire est négligeable dès lors que les muscles sont suffisamment sollicités pendant une période de jeûne.

de nouveaux éléments de construction ainsi que du carburant. C'est également la raison pour laquelle seule une fonte minimale des muscles intervient en période de jeûne, à condition toutefois de continuer à entraîner les muscles. Il s'agit très certainement d'un programme ayant permis à nos ancêtres de survivre un certain temps sans nourriture.

L'expérimentation de Galina Shatalova

La preuve en a été fournie en été 1990 par le médecin russe Galina Shatalova à travers une expérimentation scientifique à l'institut de recherche de culture physique. Elle voulait savoir s'il était possible d'exposer des individus ayant surmonté des maladies graves (diabète, tension artérielle, pyélonéphrite, cirrhose du foie, cancer etc.) à des épreuves physiques et psychiques extrêmes. Ils avaient tous été guéris grâce à une restriction calorique et une alimentation complète à base de végétaux. Le résultat fut stupéfiant. Tous les participants ne s'alimentaient qu'une fois par jour d'environ 400 kcals sous forme de miel et de raisins secs et buvaient du thé vert ainsi qu'un demi-litre d'eau par jour. Et ce malgré le fait de parcourir quotidiennement au moins trente kilomètres. Ils étaient même plus rapides que prévu et avaient atteint leur destination déjà au bout de seize au lieu des vingt jours escomptés. Tous les participants se sentaient extrêmement bien. Non seulement, ils avaient maintenu leur poids, mais ils avaient également gagné en masse musculaire.

Il est donc bien possible que le processus d'autophagie ait libéré suffisamment d'acides aminés à partir de vieux éléments protéiniques et que cet exercice physique n'ait non seulement pu préserver leur masse musculaire mais également l'augmenter.

La molécule miracle cétone

Les corps cétoniques ou cétones sont des molécules d'acides gras qui se forment lors de la dégradation des réserves lipidiques. La production normale de l'énergie à travers le glucose nécessite beaucoup d'oxygène. Parallèlement, elle donne lieu à la présence de radicaux libres d'oxygène. Ces radicaux libres sont des particules destructrices pouvant provoquer des dommages extrêmes au niveau

INFORMATION

LES BESOINS EN PROTÉINES

De tels résultats relativisent la discussion concernant les protéines dans son ensemble. Il se pourrait bien que les recommandations concernant les besoins journaliers en protéines (de 0.8 à 2 g par kg de poids corporel en fonction de l'âge) soient beaucoup trop élevées. Le professeur Lothar Wendt de l'université de Francfort (recherche sur les maladies provoquées par un dépôt de protéines dans l'organisme) est arrivé à cette conclusion dès 1950. Un apport excessif de protéines donne lieu à une acidification de l'organisme conduisant à son tour aux inflammations chroniques.

des parois cellulaires, mais aussi dans le patrimoine génétique. La production d'énergie à partir de corps cétoniques nécessitant nettement moins d'oxygène, elle entraîne également une production manifestement moindre de ces radicaux agressifs.

Cette dégradation des lipides démarre au terme de douze heures de jeûne environ, c'est surtout la dangereuse graisse abdominale (p. 33 – 35) qui est transformée en cétones. Les corps cétoniques ont de tout temps constitué les fournisseurs d'énergie de secours lors de périodes de famine. On sait d'eux qu'ils garantissent l'approvisionnement en énergie du cœur, du cerveau ainsi que de tous les autres systèmes d'organes vitaux. Les cétones activent les cellules nerveuses et la capacité de réflexion, ainsi que la fabrication de nouvelles cellules cérébrales à partir de cellules souches du cerveau. Comme la nature fait bien les choses, les neurotransmetteurs tels la sérotonine sont formés simultanément. Grâce à ce mécanisme, une période de famine était accompagnée d'une phase d'euphorie. C'est peut-être la raison pour laquelle je suis tout particulièrement efficace et créative durant les périodes de jeûne quotidiennes dans la matinée et autour de midi. Il est également attesté que les jeûneurs intermittents souffrent moins fréquemment de maladies neurologiques telles les dépressions, les crises d'angoisse, la maladie de Parkinson et la démence.

Dans le même temps, les cétones possèdent un effet calmant sur tous les processus inflammatoires chroniques (p. 31) tels qu'on les rencontre dans les cas de maladies auto-immunes (allergies, Hashimoto, sclérose multiple, rhumatismes) et lors de maladies dites de civilisation (tension artérielle, diabète, infarctus du myocarde, surpoids). C'est pour cette raison que le jeûne provoque une diminution des douleurs, la pression artérielle baisse, le taux de sucre dans le sang se normalise et les symptômes d'allergies s'atténuent. Ces réels fournisseurs d'énergie font également baisser le taux nocif du cholestérol LDL, contribuant ainsi à la bonne santé du cœur, et ils font mourir de faim dans le bon sens du terme les cellules cancéreuses car celles-ci se nourrissent pour la plupart du temps de sucre.

Les glucides sont indispensables

Les corps cétoniques ne sont cependant pas génétiquement prévus pour constituer les fournisseurs d'énergie uniques dans la durée. Nous sommes ici en présence d'un dangereux malentendu, car en privant notre organisme sur du long terme et dans une large mesure de glucides comme cela est par exemple préconisé par les adeptes du régime paléolithique, celui-ci embraie certes également sur les cétones mais il le fait en entraînant des conséquences néfastes pour la santé. La raison en est que l'acidification, une des plus grandes menaces pour notre santé, est massivement stimulée par la consommation de viande et d'autres produits d'origine animale. Le cerveau en pâtit également car en cas de renoncement massif aux glucides, il dispose de très peu de sucres qui doivent en outre être fabriqués à partir d'acides animés et de lipides par ce mécanisme métabolique bien plus difficile.

Évitez l'acidification de l'organisme

Les personnes se nourrissant majoritairement de plats industriels, de viande, de charcuterie, de fromage et autres produits laitiers tout en pratiquant peu d'activité physique sont responsables de l'acidification maximale de leur organisme. Dans la mesure où les écarts minimes des valeurs acido-basiques dans le sang peuvent déjà présenter un risque mortel, notre organisme a recours à des systèmes tampon ; tandis que les poumons prennent en charge la régulation à court terme en se débarrassant de l'acidité à travers l'expiration, les reins l'éliminent constamment. Les os et les fascias ont également leur importance pour un métabolisme acido-basique stable en rétablissant l'équilibre en cas de situations extrêmes. Ainsi l'organisme a recours au calcium en cas d'acidification. Lors d'une acidose chronique, les os sont privés d'une grande quantité de calcium. L'ostéoporose s'installe alors.

De plus, l'acidose chronique diminue la capacité de rétention des liquides dans les tissus conjonctifs. En temps normal, l'eau retenue au niveau des cartilages des articulations sert également d'amortisseur en se faisant exprimer comme celle contenue dans une éponge. Dès que la pression diminue, le tissu conjonctif absorbe à nouveau du liquide. Ce qui est important à comprendre c'est qu'en cas de présence de trop d'acidité entre les cellules au niveau de la matrice extracellulaire, le tissu conjonctif perd sa capacité de rétention d'eau.

Les conséquences en sont multiples. Au niveau des articulations, l'amortissement mécanique est fortement réduit. Le tissu conjonctif et les fascias sont de moins en moins performants. Ils deviennent rigides et perdent leur flexibilité, le risque de blessures augmente. Un processus de dessèchement s'enclenche, les tissus conjonctifs de l'organisme sont progressivement envahis de déchets. Le liquide intercellulaire est de moins en moins capable d'absorber les déchets provenant des cellules dont l'approvisionnement devient progressivement plus difficile, la transmission des signaux est bloquée. La voie à la survenue de maladies graves est ouverte.

Une activité physique, une respiration profonde et une alimentation basique comprenant beaucoup de fruits et de légumes (p.52 – 73) peuvent inverser ces processus. Sur du long terme, la formation régulière de cétones grâce au jeûne intermittent, comme c'est génétiquement prévu, est optimale pour votre santé tout comme l'absorption de glucides profitables à une bonne santé pendant les heures des repas. C'est ainsi que vous pouvez profiter de tous les avantages de ces pourvoyeurs de santé tout en éliminant les graisses superflues sans pour autant renoncer aux glucides.

Stopper la croissance des cellules cancéreuses

Lors de tests sur des animaux, Valter Longo (p.20 – 21) a effectivement pu démontrer que la croissance de la tumeur a été ralentie grâce eu jeûne intermittent chez des souris déjà atteintes de cancer. Ces souris vivaient également plus longtemps que les animaux du groupe de référence qui ne jeûnaient pas. Mais c'est également le constat que les souris qui jeûnaient souffraient nettement moins des effets secondaires de la chimiothérapie et des rayons qui a frappé les chercheurs. Les premières études effectuées auprès de quelques patients démontrèrent la possibilité de transposer ces résultats sur les humains ; une recherche effectuée à l'hôpital de la Charité à Berlin sous la direction du professeur Andreas Michalsen chez trente-quatre femmes atteintes de cancer du sein ou des ovaires confirma les observations. La chimiothérapie était accompagnée de moins d'effets secondaires et la qualité de vie se dégradait nettement moins qu'au sein du groupe qui ne jeûnait pas.

Premières tentatives d'explication

Il se pourrait que les cellules saines se mettent dans un état de passivité durant la « famine » du jeûne. Ce comportement est tout à fait contraire à celui des cellules cancéreuses recevant l'ordre de croître de la part des gènes de croissance du cancer, les oncogènes. Leur tâche consiste à programmer les cellules cancéreuses pour les inciter à l'activité, à la division cellulaire et à l'immortalité. C'est aussi la raison pour laquelle les cellules cancéreuses ne s'adaptent pas à la situation de crise de l'organisme, ignorant quasiment l'état de manque tout en aspirant à continuer de croître. Tandis que les cellules saines se mettent à l'abri en restant en mode de protection passif, les cellules cancéreuses qui sont alors en pleine action sont donc probablement touchées d'une manière beaucoup plus intense et de façon bien plus sélective par les toxines destructrices et les rayons que les cellules saines. L'absence de sucre qui règne durant les périodes de jeûne représente un autre moyen d'affamer les cellules cancéreuses. La plupart d'entre elles ont besoin de sucres « rapides » tels le sucre blanc, la faine blanche, les boissons sucrées, le chocolat ou les friandises pour pouvoir survivre. Pendant les nombreuses heures du jeûne intermittent, il n'y a plus de sucre présent dans le sang et les cellules cancéreuses sont alors privées de nourriture. Simultanément, la production d'insuline est également arrêtée pour cause d'absence de sucre. Ce mécanisme aussi diminue l'activité cancéreuse puisque l'insuline favorise la croissance du cancer en stimulant la synthèse des facteurs de croissance.

Les enzymes anti-âge prennent de l'essor

Durant l'histoire de l'évolution, les mécanismes organiques et biochimiques assurant la survie de l'humanité se sont imposés. Ce faisant, les enzymes y jouaient un rôle prépondérant. En effectuant des recherches sur le mécanisme du vieillissement, les biologistes et généticiens David A. Sinclair et Lenny Guarente ont fait au terme de deux décennies une découverte révolutionnaire en isolant en 1993 les sirtuines qui « en imposent » en effet. D. Sinclair et L. Guarente ont prouvé que cette famille d'enzymes particuliers possède la puissance et la capacité de préserver les activités réparatrices des cellules et leurs défenses immunitaires quel que soit l'âge de l'individu. La tâche principale des sirtuines est de favoriser la survie de l'organisme même sous les conditions les plus défavorables comme par exemple la chaleur extrême, un manque d'eau ou de nourriture.

Les sirtuines constituent donc des protéines qui protègent les cellules, ce sont pour ainsi dire les molécules de correction qui réparent notre ADN contenant l'information génétique dans chacune de nos cellules. C'est d'ailleurs pour cette raison qu'on pourrait également les qualifier de molécules de réparation. Elles protègent l'héritage génétique et la durée de vie de la cellule. Tout un chacun peut tirer profit de ce mécanisme vital en activant les sirtuines par le jeûne, car les sirtuines ne deviennent actives que lorsque l'organisme se prépare à l'arrêt d'un approvisionnement en calories.

Le ventre vide est synonyme de longévité

Pour que les sirtuines puissent agir, le ventre doit être vide. Car ce n'est qu'à partir de cet instant que l'enzyme digestif NAD (nicotinamide adénine dinucléotide) n'a plus de tâche digestive à effectuer. Ce n'est donc que maintenant que le NAD se transforme quasiment en soutien et activateur des molécules de sirtuine.

Dans ce cas, les travaux de réparation au niveau du patrimoine génétique constamment endommagé par une alimentation malsaine, des influences environnementales néfastes, le stress

INFORMATION

DÉSACTIVEZ LES GÈNES RESPONSABLES DE MALADIES

Pendant longtemps on était persuadé que les gènes étaient immuables. Le style de vie individuel était alors considéré comme un facteur accessoire favorisant ou bien la bonne santé ou bien la maladie. Depuis quelques années cependant, nous savons que les influences tel le jeûne, l'alimentation, l'environnement, le stress mais aussi les sentiments façonnent nos gènes en modifiant « l'emballage » génétique. Concrètement cela signifie que votre style de vie personnel induit l'activation ou la désactivation de certains gènes coresponsables d'une bonne santé ou de maladies, voire même que la structure des gènes est modifiée.

Les recherches les plus récentes le confirment. C'est notamment au sujet des cancers, du diabète de l'adulte et des maladies cardio-vasculaires que l'on sait aujourd'hui que des mécanismes épigénétiques, donc extérieurs, sont responsables de 90 à 95 pour cent de la survenue de ces maladies. Les dispositions génétiques héritées ne se répercutent que de l'ordre de cinq à dix pour cent. Cela signifie donc que nous avons la possibilité de désactiver des gènes responsables de maladies et d'activer ceux qui sont favorables à une guérison et ceci à travers notre style de vie. C'est exactement ces mécanismes qui s'enclencheront si vous suivez la démarche préconisée dans ce livre.

psychique et le manque d'activité physique débutent donc aussitôt. C'est ce mécanisme de réparation au niveau de l'ADN de chaque cellule individuelle qui explique l'effet de rallongement de la vie provoqué par le jeûne intermittent.

Les sirtuines sont actuellement les enzymes les mieux étudiés responsables du prolongement de la durée de notre vie. Elles représentent le contraire des radicaux libres. Dans leur cas, il s'agit de protéines protectrices de la cellule. Tant qu'elles restent actives, elles sont capables de maintenir et d'améliorer l'état de santé et de prolonger la durée de la vie. Ce qui est considérable, voire peut-être paradoxalement dramatique.

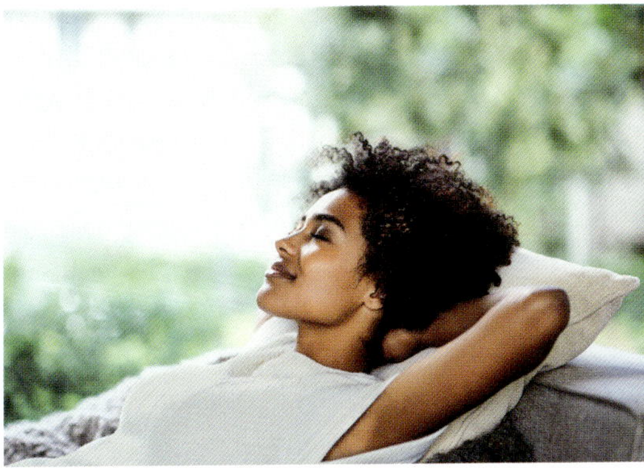

Si vous désirez ressentir davantage de satisfaction dans votre vie vous devriez absolument essayer le jeûne intermittent !

La sérotonine

Chez les êtres humains, la sérotonine, hormone du bonheur, est responsable de la bonne humeur en activant biochimiquement certaines régions du cerveau. Le résultat tangible en est une satisfaction profonde et sereine. Un ventre trop plein, la colère, le stress, une sollicitation excessive ou encore l'insatisfaction sont cependant à même de refouler ou d'empêcher de tels sentiments de bonheur. Ces états négatifs « gaspillent » trop de sérotonine et provoquent le désir d'une satisfaction de substitution sous forme d'encore davantage de nourriture. La prochaine phase de mauvaise humeur est pour ainsi dire d'ores et déjà préprogrammée. Ce cercle vicieux conduit alors assez fréquemment à des états dépressifs, à des crises d'angoisse et à une perte d'énergie extrême.

Le jeûne intermittent rend heureux

Dès l'instant où vous vous décidez en faveur du jeûne intermittent, vous mettrez fin à la baisse du moral. Cette réalité trouve également son explication dans l'histoire de l'évolution ; pendant une famine, l'être humain ne devait en aucun cas sombrer dans le désespoir. Il était nécessaire à la survie de rester psychologiquement fort et de bonne humeur. C'est ici également que les corps cétoniques déjà décrits jouent à nouveau un rôle décisif car ils sont conjointement responsables d'une production accrue du transmetteur sérotonine. C'est aussi pour cette raison que le jeûne intermittent rend heureux.

L'INTESTIN, SIÈGE DES SENTIMENTS ET DE LA SANTÉ

Vous la connaissez, cette petite impression de picotement au niveau du ventre quand vous êtes excité ou bien encore cette désagréable sensation lorsque vous « n'écoutez pas votre ventre » et que vous prenez une décision « rationnelle », qui s'avère par la suite bien souvent mauvaise.

NOTRE INTESTIN, SIÈGE DE LA SANTÉ

Notre intestin héberge au moins autant de cellules nerveuses que notre cerveau. Aussi bien le type de cellules, les neurotransmetteurs que les récepteurs sont identiques à ceux du cerveau. Notre intestin produit plus de quarante substances psycho-actives déterminant de manière significative notre vie sentimentale. La sérotonine par exemple est produite et stockée à plus de 90 pour cent dans la paroi intestinale. Les humeurs sont étroitement liées à notre système digestif. Note « cerveau intestinal » mérite le statut de surdoué. Le fait que la digestion aussi s'y déroule et qu'il soit également le siège de notre système immunitaire constitue une autre raison pour laquelle les naturopathes affirment toujours que la bonne santé réside dans l'intestin.

LE MICROBIOTE

Rien que la quantité de bactéries intestinales, représentant à peu près dix fois le nombre de celui des cellules de l'organisme, laisse soupçonner l'incroyable diversité des tâches dont ce système doit s'acquitter. Un nouveau terme désignant la totalité de toutes les bactéries intestinales d'un individu donné est justement en train de s'établir, il s'agit du microbiote. La diversité de ces colonies et types de bactéries se modifie aussi bien en fonction de la manière de s'alimenter que de l'humeur et de l'état de santé. L'organe de digestion est capable de s'acquitter de ses tâches multiples de façon d'autant plus efficiente que cette diversité est grande.

SOUTENEZ VOTRE FLORE INTESTINALE

Le jeûne peut efficacement soutenir votre appareil digestif. Les « bonnes » bactéries intestinales favorables à notre santé ont pour ainsi dire le vent en poupe à travers la présence de certains corps cétoniques, les acides bêta-hydroxybutyriques, mais aussi grâce à l'état de repos alors qu'auparavant elles étaient dominées et tenues en échec par les bactéries néfastes. À l'aide du jeûne, les bonnes bactéries reprennent le dessus et se multiplient. Le jeûne quotidien de seize heures représente le meilleur probiotique favorable à la construction d'une flore intestinale en bonne santé.

Les processus inflammatoires

Les inflammations sont majoritairement mal comprises dans la mesure où elles sont interprétées comme représentant un processus néfaste qui doit être stoppé. Une inflammation constitue cependant toujours quelque chose de positif. Elle « enflamme » toujours un processus de guérison jugé indispensable de la part de l'organisme.

Les inflammations chroniques

Le processus inflammatoire chronique non planifié génétiquement se produit tout simplement lorsqu'un processus de réparation n'a pas pu être mené à son terme. Bien qu'il soit parfaitement connu en médecine que les inflammations ont pour objectif de sauvegarder ou de recouvrer l'intégrité de l'organisme, elles sont très souvent combattues de manière incompréhensible à l'aide de médicaments anti-inflammatoires. Prenons l'exemple de l'inflammation du tendon d'Achille. Elle se produit à cause d'une tension fascio-musculaire trop élevée au niveau de la musculature du mollet. Celle-ci provoque des microfissures, le tendon enfle et devient sensible à la douleur parce que des processus de réparation ont été enclenchés. Si la tension trop élevée n'est pas réduite, de nouvelles fissures se produisent et l'inflammation, donc la réparation devient chronique dans la mesure où celle-ci ne peut être menée à son terme. Au lieu de normaliser cette tension fascio-musculaire, on injecte de la cortisone et la réparation est ainsi stoppée de force. Il n'est donc pas étonnant que ce tendon d'Achille ne parviendra jamais à guérir et qu'il ne soit pas rare qu'il lâche.

Le jeûne intermittent met un terme aux inflammations

Les processus inflammatoires ne s'arrêtent de manière naturelle que lorsqu'ils ont rempli leurs fonctions dans le sens d'une guérison. C'est-à-dire une fois que le désordre du métabolisme est éliminé ou lorsque la structure est réparée. Ceci peut se produire d'autant plus rapidement que nous menons une vie saine. À chaque fois que nous tentons de mettre un terme à de telles inflammations à l'aide d'un pied-de-biche nous perturbons le processus de guérison initié par l'organisme. Le jeûne intermittent guérit l'inflammation en parachevant la réparation. Encore et toujours, je peux observer que le taux du marqueur biologique CRP (protéine C réactive), de la protéine de phase aigüe spécifique, dans le sang rejoint la valeur normale chez les patients pratiquant le jeûne intermittent.

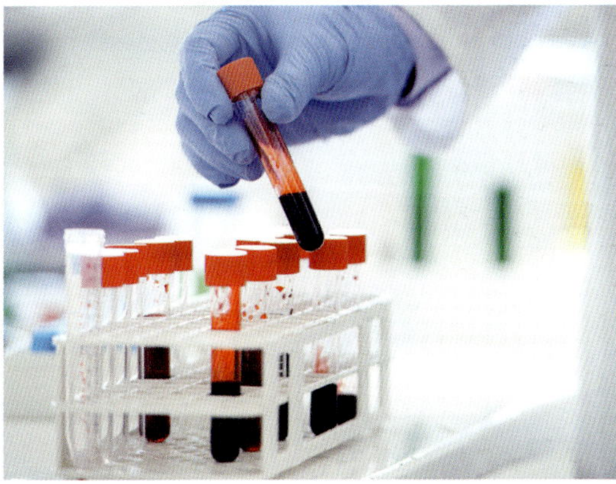

Les effets extrêmement positifs du jeûne intermittent sur tous les résultats de l'hémogramme peuvent être mis en évidence au laboratoire.

Le sommeil thérapeutique du jeûne

Nous êtres humains dormons environs un tiers de notre vie. C'est d'ailleurs pendant que vous dormez que votre organisme travaille à plein régime. En moyenne, vous vous réveillez vingt-huit fois par nuit, vous bougez, évitant ainsi les troubles de la circulation et vous régulez votre équilibre thermique. Pour la plupart d'entre elles, vous ne vous souvenez pas de ces phases d'éveil. Ce n'est que lorsque vous restez éveillé plus de trois minutes que vous vous en rendez compte. Bien souvent, le simple fait de savoir que c'est normal de se réveiller pendant la nuit est suffisant pour ne plus considérer de tels « troubles du sommeil » comme un problème et de se rendormir sereinement.

Les hormones régulent notre sommeil

La meilleure condition préalable à un sommeil réparateur est un système hormonal en parfait état de fonctionnement contribuant ainsi à évacuer les problèmes de la veille et procurant à l'organisme l'énergie suffisante pour la journée à venir. L'organisme régule sa température un peu plus basse, activant ainsi les enzymes anti-âge (p. 27 – 29). Parfaitement organisées, les différentes hormones alternent alors leurs tâches respectives. L'hormone du sommeil, la mélatonine, nous conduit vers les phases intenses du sommeil. L'hormone nocturne la plus essentielle, l'hormone de croissance somatropine stimule la croissance chez les enfants, tandis que chez les adultes elle répare les accidents cellulaires, active la croissance et la reproduction cellulaire et permet de nous réveiller le matin avec l'impression d'avoir une « pêche d'enfer ». L'hormone mâle testostérone provoque un accroissement de la masse musculaire et une diminution de la masse graisseuse. L'hormone leptine freine la sensation de faim durant la nuit et pour l'essentiel également encore le lendemain matin. La thyroïde également profite de la nuit pour sécréter ses hormones afin d'être bien préparée aux importantes tâches du métabolisme du lendemain. C'est environ à partir de trois heures du matin que l'hormone du stress cortisol enclenche le programme du réveil.

INFORMATION

LES PHASES DU SOMMEIL

Notre sommeil se compose de cinq phases différentes. Nous distinguons deux phases d'endormissement, le sommeil profond léger, le véritable sommeil profond ainsi que les phases de rêve, également connues sous le terme de sommeil paradoxal ou REM. Pendant un quart du temps de notre sommeil, nous sommes en route sur ces voyages de rêve durant lesquelles notre organisme est extraordinairement actif alors que nous ne nous en souvenons que rarement. Deux à trois phases de sommeil profond occupent le deuxième quart, tandis que nous passons la moitié restante de la nuit dans un sommeil léger.

Dites adieu aux troubles du sommeil

Si les troubles du sommeil sont capables de diminuer sévèrement la qualité de vie, ils sont cependant la plupart du temps faciles à éliminer. Les somnifères et les examens dans les laboratoires du sommeil ne sont bien souvent pas nécessaires car leur cause principale est fréquemment un estomac trop plein. Un dîner top tardif composé d'aliments difficiles à digérer rend un bon sommeil et une récupération nocturne quasiment impossibles. Les phases de sommeil profond sont inatteignables avec un estomac trop garni. Une bonne récupération devient alors impossible. Une lourdeur de plomb au matin en sera la conséquence. Le lever se transforme aussitôt en supplice. Malheureusement, bon nombre de personnes considèrent cet état comme étant normal, puisqu'elles n'en connaissent pas d'autre. Dînez donc de préférence vers 18 h, sinon au plus tard à 20 h d'un petit repas léger, pauvre en glucides (p. 108 – 135). Afin que votre estomac soit vide au coucher, je recommande une petite promenade digestive dans la soirée. Vous trouverez de merveilleuses recettes destinées à vos dîners dans le programme santé de deux semaines de ce livre (p. 108 – 135).

La graisse abdominale fond

Comme vous le savez à présent, le jeûne intermittent active la combustion des graisses. Un aspect encore plus intéressant est constitué par le fait que les corps cétoniques s'attaquent de préférence à la graisse abdominale (graisse intestinale, viscérale) déjà peu esthétique en elle-même mais surtout extrêmement néfaste pour la santé. Cette graisse abdominale est responsable des maladies cardio-vasculaires, auto-immunes et de la démence ainsi que du diabète et du cancer dans la mesure où elle produit encore davantage d'hormones libérant des molécules inflammatoires que d'autres tissus graisseux.

INFORMATION

TOUR DE TAILLE NÉFASTE À LA SANTÉ

Mesurez votre tour de taille à la hauteur de votre nombril à l'aide d'un ruban de couturière. Chez les femmes, il devrait ne pas excéder les 80 cm. Les hommes ont un risque accru de tomber malade à partir d'un tour de taille de 94 cm (p. 34). Si vous mesurez un tour de taille supérieur à 88 cm en tant que femme et un tour supérieur à 104 cm pour un homme, vous possédez indubitablement beaucoup trop de graisse abdominale et vous êtes très probablement déjà malade ou sur le point de le devenir. Chaque centimètre supplémentaire accroît encore cette probabilité. Le manque d'exercice physique, une mauvaise alimentation, avant tout à base d'aliments riches en sucre avec un excès de protéines animales ainsi qu'un stress permanent, associés à un taux de cholestérol élevé, sont les facteurs qui accroîtront sûrement encore votre graisse abdominale.

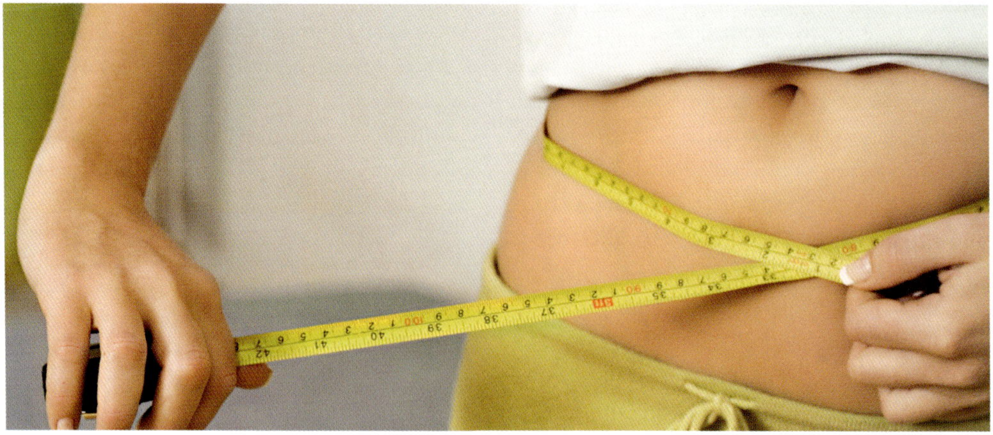

Pour votre santé, surveillez votre tour de taille. À cet égard, chaque centimètre en moins est le gage de davantage de bonne santé !

Cette graisse s'accumule d'abord subrepticement autour des organes du ventre en restant invisible de l'extérieur.

Ce n'est qu'à partir d'une prise de poids supplémentaire qu'elle devient visible sous forme de ventre. La graisse autour de la partie centrale du corps est néfaste pour la santé, contrairement à « la culotte de cheval » comme on l'appelle communément.

La graisse abdominale nous « insensibilise » à la satiété

La graisse abdominale nous rend insatiables dans la mesure où elle empêche le cerveau de reconnaître l'hormone leptine en tant que telle, celle qui nous indique justement que nous sommes rassasiés. C'est la raison pour laquelle les personnes concernées n'ont jamais la sensation d'être rassasiées. La chimie perturbée de leur organisme leur miroite constamment et à tort que leur organisme a toujours besoin de davantage de nourriture. Ce mécanisme a pour effet un apport beaucoup trop élevé de nourriture, une résistance à l'insuline et l'apparition du diabète de l'âge mûr dont sont affectés de plus en plus d'individus jeunes. Un métabolisme perturbé des glucides conduit en outre à des taux trop élevés de lipides dans le sang provoquant à son tour les maladies vasculaires tant redoutées.

La graisse abdominale provoque des inflammations

La graisse abdominale secrète des neurotransmetteurs pro-inflammatoires (cytokines) mettant l'organisme dans son ensemble dans un état d'inflammation chronique provoquant ainsi l'apparition de maladies vasculaires dont peuvent résulter des infarctus ou des accidents vasculaires cérébraux. L'aspect fâcheux est que la graisse abdominale sécrète simultanément des inhibiteurs empêchant la dissolution de caillots de sang. Des thrombus de plus grande taille peuvent ainsi se développer et obstruer les vaisseaux ou se détacher des parois vasculaires et ainsi provoquer une embolie ou encore migrer dans le cœur ou le cerveau et entraîner un infarctus ou un AVC.

Débarrassez-vous sans tarder de votre graisse abdominale

Les conséquences des dépôts graisseux au niveau de la région ventrale décrites ci-dessus constituent suffisamment de raisons pour s'en débarrasser le plus rapidement possible en les éliminant de manière ciblée. La meilleure manière et aussi la plus rapide pour ce faire consiste à adopter le nouveau concept de style de vie du jeûne intermittent tel qu'il est décrit dans cet ouvrage intégrant une alimentation majoritairement à base de végétaux et une activité physique exercée de façon ciblée.

Le nombre de cellules souche augmente

Valter Longo découvrit que le jeûne faisait baisser le nombre de globules blancs. Dans cette situation, l'organisme recycle les vieilles cellules immunitaires en activant simultanément la formation de nouvelles dont la performance est accrue. Autrefois, on partait du principe que les cellules de défense s'affaiblissent avec le temps et qu'il n'y avait rien à faire pour contrecarrer cela. C'est de ce principe que résulte également l'opinion répandue que nous sommes plus vulnérables face aux maladies au fur et à mesure que nous avançons en âge. Nous savons aujourd'hui qu'aussi bien le jeûne que le jeûne intermittent pratiqués régulièrement font basculer une sorte de commutateur qui active les signaux favorables à la régénération des cellules souches par le sang et les défenses immunitaires.

L'équipe de chercheurs travaillant avec Valter Longo a en outre découvert que le jeûne faisait baisser une enzyme du nom de PKA (protéine kinase A), ce qui favorise de ce fait la régularisation et la régénération des cellules souches ainsi que leur capacité de différenciation (potentiel multiple). Tous ces mécanismes procurent une bonne santé à l'organisme et augmentent ainsi sa longévité.

Les cellules souches sont capables de se transformer en n'importe quel type de cellule de la région du corps dont elles sont originaires. Vous pouvez donc vous régénérer pour ainsi dire entièrement grâce au jeûne intermittent.

L'essayer c'est l'adopter

C'est avant tout la recherche au niveau de la médecine humaine qui est très réticente au fait de transposer les résultats impressionnants du jeûne intermittent obtenus par les essais sur les animaux sur l'être humain dans la même proportion. Les résultats à long terme font encore défaut car il est quasiment impossible de faire jeûner des êtres humains pendant des années dans les conditions de laboratoire. Il est également possible que beaucoup d'autres paramètres du style de vie pratiqué influencent ces résultats. Ne vous laissez pas décourager de mettre à exécution votre propre étude sur vous-même. Ce n'est que dans ce cas que vous pouvez être certain du résultat du jeûne intermittent sur votre propre organisme. À mon avis, les effets de protection et de réparation induits par le jeûne intermittent constituent une voie offerte par le ciel pour déclencher les processus nécessaires à une guérison holistique.

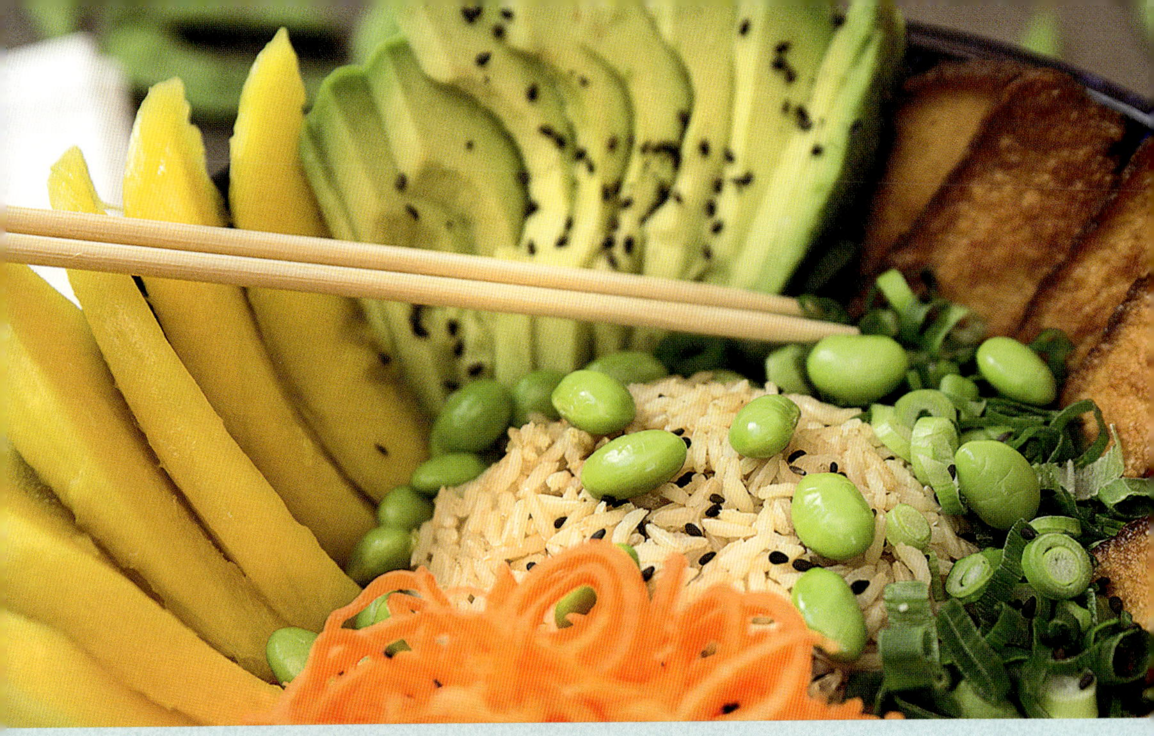

LE JEÛNE INTERMITTENT EN TANT QUE THÉRAPIE

La plupart du temps, les médicaments bloquent ou activent seulement un fragment limité du métabolisme. Bien souvent, ils interviennent au niveau d'un ensemble de fonctionnements à l'intérieur duquel ils perturbent des mécanismes complexes dont découlent partiellement des effets secondaires puissants. En tant que médecin, je ne voudrais bien évidemment jamais renoncer aux médicaments d'urgence dans les situations présentant des risques vitaux, je ne les emploie cependant si possible qu'en tant que mesure d'accompagnement de solutions naturelles.

L'alternative holistique

Le jeûne représente l'appel le plus significatif à l'organisme pour activer ses forces d'auto-guérison « implantées » génétiquement. « Tout le monde doit être capable de comprendre comment fonctionne vraiment le fait d'être en bonne santé ! » Cette découverte m'a depuis toujours fascinée. Il devait y avoir une clé simple pour une bonne santé, j'en étais persuadée depuis toujours. Il n'était tout de même pas possible qu'il faille avoir intégré au préalable toute la biochimie et la biophysique extrêmement complexes avant de savoir comment chacun pouvait devenir l'acteur de sa propre santé. Les interdépendances logiques et biologiques sont assez facilement compréhensibles en comparaison des sciences naturelles médicales complexes. Nous nous consacrerons au cours de ce chapitre aux maladies les plus fréquentes de notre époque. Vous y découvrirez pourquoi le jeûne intermittent joue un rôle essentiel en tant que mesure de prévention dans toutes ces maladies et pourquoi des améliorations allant même jusqu'à la guérison peuvent être obtenues, même en cas de maladie déjà installée.

Le principe de l'hormèse

« La mise en contact avec un stimulus provoque une réaction ! » Nous les médecins adeptes de naturopathie savons que des phases de stress brèves sont tout à fait positives pour nous les humains dans la mesure où elles déclenchent l'activation de nos forces d'auto-guérison endogènes en stimulant l'autorégulation. Cette interaction, également connue sous le nom de principe de l'hormèse, a depuis toujours été utilisée par des méthodes thérapeutiques holistiques comme par exemple avec les simples stimulations par le froid ou le chaud, tels la pratique du sauna ou encore les affusions selon le Dr Kneipp, mais aussi à travers les stimuli dus à l'air marin ou au climat de la montagne. Au siècle dernier encore, bon nombre de sanatoriums se servaient de ce savoir. Les cures de soleil en faisaient également partie.

La fièvre, plus salutaire qu'un médicament

La fièvre possède également une fonction de stimulus déclenchée par l'organisme lui-même. Si elle est arrêtée à l'aide de médicaments, les symptômes sont certes atténués ou éliminés. Les patients se retrouvent apparemment en bonne santé. C'est un procédé très séduisant, mais il n'est en revanche quasiment jamais durable dans la mesure où « le

INFORMATION

LES DANGERS SOUS-ESTIMÉS DES MÉDICAMENTS

Combien de fois des médicaments sont mis sur le marché dont on n'apprend qu'au terme de nombreuses années les véritables conséquences de leur utilisation allant parfois jusqu'aux effets secondaires mortels. Dans ce contexte, les préparations cérivastatine, un remède pour diminuer la cholestérolémie de la classe des statines, et rofécoxib, un anti-inflammatoire non stéroïdien de la classe des coxibs, inhibiteurs sélectifs de COX-2, ont accédé à une triste célébrité. Ces deux médicaments n'ont été retirés du marché qu'après des années suite à des décès provoqués par leur utilisation. S'il vous plaît, n'en sous-estimez pas davantage les dangers encore guère étudiés des interactions pouvant survenir en cas de prise simultanée de plusieurs médicaments différents.

travail » n'a pas pu être mis à son terme. Vous aussi, avez-vous l'habitude de prendre un remède abaissant la fièvre dès la survenue du moindre refroidissement et de continuer à travailler ?
Il vaut mieux s'en abstenir ! Car dès que de tels troubles de l'état de santé sont étouffés, l'organisme devient incapable d'en supprimer lui-même les causes et le système immunitaire « désapprend » son travail. La fièvre n'est pas une catastrophe. Il s'agit d'une incitation de la part du « médecin intérieur » à se débarrasser par lui-même des agents pathogènes à travers la stimulation du système immunitaire (p. 35).

Quel est le rapport avec le jeûne intermittent ?

Dans le cadre de la recherche sur le jeûne, il a été découvert que le début de chaque unité de faim s'accompagne d'un bref stimulus, d'une poussée inflammatoire. Simultanément, davantage d'hormones de stress sont sécrétées pendant une courte durée. Ce mécanisme représente le stimulus nécessaire pour déclencher les processus de réparation à venir qui se déroulent durant le jeûne. Selon Valter Longo, la production de cellules souche est précédée d'une période de stress. Dans le cas de maladies déjà « déclenchées », notre organisme est d'ores et déjà soumis à un stress durable. Mais c'est justement de celui-ci dont profite notre organisme avec tout son savoir-faire en période de jeûne afin de stimuler les mécanismes de guérison. Il n'est pas rare que j'ai pu constater la guérison complète de certains patients grâce au jeûne intermittent accompagné d'aliments complets à base de végétaux ainsi que du programme spécifique d'exercices élaboré par mon mari (p. 76 – 103).

Recouvrer la bonne santé grâce au jeûne intermittent

Que ce soit par mesure de prévention ou bien que vous soyez déjà malade, le jeûne intermittent représente une thérapie que vous pouvez employer dans tous les cas de figure. Ainsi, votre « médecin intérieur » se charge de l'organisation de la thérapie et il ne commet jamais d'erreurs. Les maladies constituent toujours une incitation, une opportunité à réviser nos habitudes de vie. Il n'est pas rare de voir le jeûne intermittent accompagné d'une alimentation appropriée et d'exercices physiques spécifiques agir avec suffisamment de puissance pour que le patient puisse se passer d'autres mesures thérapeutiques. Si l'organisme seul n'y parvient plus, cette méthode peut bien évidemment être combinée à d'autres thérapies. L'expérience m'a cependant enseigné que ce n'est que très rarement indispensable. Dans le cadre de cet ouvrage, je ne peux vous dévoiler qu'un petit aperçu de la puissance thérapeutique du jeûne intermittent accompagné d'une nourriture à base de végétaux idéalement complétée par les exercices ciblés. Je vous conseille de partir du principe que cette trilogie « jeûne, alimentation, exercice » est en mesure d'aider votre organisme à recouvrer sa bonne santé dans quasiment tous les cas de maladie

Acné

L'acné touche surtout les jeunes adultes et les adolescents. C'est avant tout durant le stress de la puberté que les impuretés de la peau constituent un problème majeur. Les pommades et les antibiotiques n'ont que peu, voire pas du tout d'effet, dans la mesure où la cause n'est pas traitée.

La peau est pour moi une prolongation du système digestif retourné vers l'extérieur. Si, à cause d'une mauvaise alimentation, l'intestin se trouve dans un chaos semblable à celui du cerveau durant cette période de bouleversement le résultat est bien souvent visible sur la peau.

Les causes

L'hormone de croissance IGF-1 (p. 21) participe significativement à la reproduction. Elle est sécrétée en surnombre à cause d'une prise de nourriture constante. C'est d'ailleurs également le cas lors de la consommation de lait animal. Le dermatologue professeur Bodo Malnik de l'université d'Osnabrück, un des scientifiques critiques majeurs de la consommation de lait animal, a pu prouver que l'augmentation supplémentaire du facteur IGF-1 due à la consommation de lait animal peut provoquer des formes graves d'acné.

Les effets du jeûne intermittent

Grâce au jeûne intermittent, il est possible d'influencer positivement, voire probablement même d'éradiquer l'acné. Le jeûne stoppe la surproduction de l'IGF-1 au niveau du foie. Ce mécanisme n'en sera que renforcé si vous évitez simultanément les produits laitiers animaux.

Asthme

Au niveau mondial, plus de 300 millions d'individus sont touchés par l'asthme, toutes les trois minutes, un humain meurt de cette maladie. La responsabilité en est attribuée majoritairement aux allergènes se manifestant de manière saisonnière ou encore tout au long de l'année tels poussières domestiques, pollens, poils d'animaux. Ce n'est que trop rarement que les interactions croisées des allergènes provenant de nos aliments sont prises en compte.

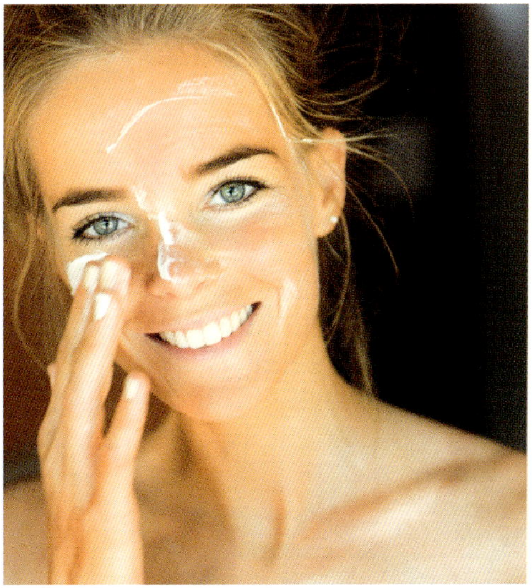

La personne pratiquant la méthode du jeûne intermittent a de fortes chances de ne pas être confrontée aux problèmes de peau.

Les effets du jeûne intermittent

Mes observations corroborent celles d'une étude américaine (p.40) indiquant qu'au terme d'une période de jeûne intermittent selon ma méthode les troubles dus à l'asthme diminuent fortement et que la thérapie médicamenteuse peut être réduite. C'est facilement compréhensible dans la mesure où le jeûne intermittent possède également dans ce cas des effets anti-inflammatoires.

MON CONSEIL PERSONNEL

LE JEÛNE PEUT GUÉRIR L'ASTHME

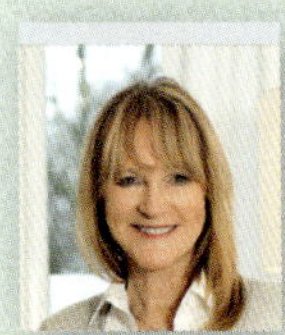

Une étude américaine datant de 2007 a prouvé l'effet positif du jeûne de courte durée auprès de malades de l'asthme en surpoids. On y étudia la fonction pulmonaire, la sensation générale de maladie, le stress oxydant et le marqueur d'inflammation hautement sensible CRP. Au terme de deux semaines déjà, les résultats étaient encourageants. Les participants avaient perdu huit pour cent de leur poids, la fonction pulmonaire s'était significativement améliorée, le stress oxydant avait diminué autant que les marqueurs d'inflammation. Je connais ces résultats depuis de nombreuses années. En combinant encore le jeûne avec des exercices spécifiques et la suppression de produits à base de lait animal, l'asthme disparaît bien souvent.

Hypertension artérielle

Près de la moitié de la population présente une tension artérielle trop élevée. Seule une moitié d'entre elle le sait. Environ 40 pour cent de ce groupe sont traités avec des médicaments. Seul un quart de ces personnes affiche les bonnes valeurs. Dans la mesure où l'hypertension artérielle fait partie des facteurs de risque majeurs d'un accident vasculaire cérébral, d'un infarctus et de beaucoup d'autres maladies cardio-vasculaires, vous devriez vous préoccuper de votre tension artérielle. La valeur optimale se situe autour de 120 mmHg pour la pression artérielle systolique et de 80 mmHg en ce qui concerne la pression artérielle diastolique.

En cas d'hypertension

Si votre tension est trop élevée, essayez de la faire baisser au moyen de simples modifications de votre style de vie. Même la fondation allemande pour le cœur recommande à ses patients de faire baisser leur tension également par des méthodes naturelles. Elle suggère même que les succès peuvent être suffisamment significatifs pour pouvoir se passer par la suite de médicaments destinés à réduire l'hypertension artérielle.

Les effets du jeûne intermittent

Je recommande volontiers ma méthode du jeûne intermittent. D'expérience, je sais qu'elle est souvent couronnée de succès. Au cas où la tension ne réagirait pas assez vite, il suffit de réduire les doses du médicament pris auparavant pour diminuer l'hypertension artérielle durant l'intervalle nécessaire. Dès que le jeûne intermittent accompagné de l'optimisation alimentaire et de l'exercice physique suffit, les médicaments destinés à réduire l'hypertension peuvent être arrêtés.

Fibromyalgie

Traduit littéralement, fibromyalgie signifie la présence de douleurs au niveau des fibres et des muscles. La médecine conventionnelle la considère comme incurable, elle peut seulement être soulagée. La plupart du temps, il n'y a pas de signes inflammatoires au niveau du sang. Ce sont les parties molles, donc les muscles, les ligaments, le tissu conjonctif ou les bourses synoviales qui sont concernés par le symptôme principal de la douleur. De huit à douze points de douleur au niveau du corps sont considérés comme constituant un indice de cette maladie. La fibromyalgie est classée parmi les maladies rhumatismales à cause des troubles qu'elle induit. Cette maladie peut provoquer des états dépressifs accompagnés de fatigue chronique, de troubles du sommeil, de problèmes au niveau de l'estomac ainsi que de l'intestin.

Les causes

Les symptômes sont augmentés par des influences météorologiques, le stress, une mauvaise alimentation ou le manque d'exercice. Les approches thérapeutiques conventionnelles sont en règle générale insatisfaisantes. Quoi et comment traiter en l'absence de connaissance des causes ? On prescrit donc des médicaments contre la douleur et des antidépressifs entraînant souvent des effets secondaires considérables. C'est facilement compréhensible en l'absence de connaissances de méthodes thérapeutiques efficaces. Il faut au moins essayer de diminuer la souffrance des patients. De par notre expérience pluriannuelle de la thérapie antidouleur selon Liebscher & Bracht, nous savons que les douleurs sont quasi systématiquement causées par un ensemble de tensions trop élevées au niveau des muscles et des fascias, par une alimentation erronée ainsi que par une charge psychique et environnementale excessive.

Les effets du jeûne intermittent

Dans le cas de la fibromyalgie, ce sont le jeûne intermittent et l'exercice physique qui constituent le levier le plus efficace. Les exercices contribuent à une normalisation des tensions du système moteur, les effets thérapeutiques de l'alimentation à base de végétaux équilibrent les déficits en substances nutritives et réparatrices, le jeûne optimise les processus de réparation pouvant ainsi conduire à une guérison des états inflammatoires et à un rétablissement du métabolisme déréglé. Divers compléments alimentaires dont j'en ai développé un certain nombre peuvent participer à la guérison.

Maladies cardio-vasculaires

Les maladies cardio-vasculaires représentent la première cause de décès dans les pays industrialisés occidentaux, suivie de très près par les cancers. La mort par arrêt cardiaque, infarctus du myocarde ou accident vasculaire cérébral constitue un des dangers mortels faisant partie des conséquences des maladies cardio-vasculaires.

Les causes

Pour la plupart du temps, elles sont précédées de l'artériosclérose qui augmente actuellement tous les jours à cause de notre style de vie actuel, c'est-

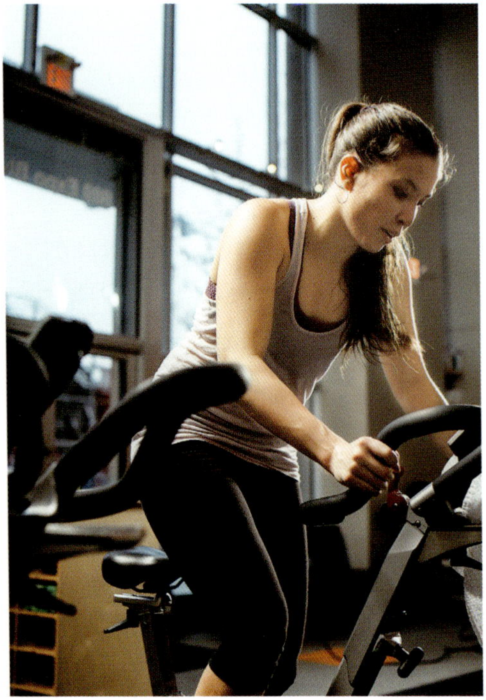

L'entraînement d'endurance associé au jeûne intermittent constitue la meilleure prévention contre les maladies cardio-vasculaires.

Les effets du jeûne intermittent

J'ai moi-même fréquemment observé que le jeûne intermittent associé à une alimentation majoritairement végétale et à notre entraînement spécial Liebscher & Bracht ainsi qu'à une réduction durable du stress possède un potentiel maximal de puissance thérapeutique, même dans le cas de telles maladies. Dans la mesure où je travaille selon cette méthode depuis une trentaine d'années et que j'ai vu bon nombre de patients guérir, je voudrais vous donner le courage de prendre les mesures pour vous engager vous-même dans la voie de votre guérison. Il est même possible de diminuer les dépôts déjà existants. Au terme de quatre à six semaines déjà, les valeurs de votre analyse sanguine peuvent s'améliorer notablement, la suffocation accompagnant l'angine de poitrine tant redoutée diminue de jour en jour et au bout d'un an environ vos vaisseaux peuvent être libérés.

à-dire d'une alimentation inadaptée et d'une activité physique insuffisante.

Les déséquilibres tels la perturbation du métabolisme des lipides, l'hypertension artérielle, le surpoids et le diabète qui la provoquent relèvent quasiment à 100 pour cent de notre propre responsabilité. Toutes ces modifications dangereuses communément résumées sous le terme de syndrome métabolique (également qualifié de « quatuor mortel ») sont réversibles grâce à un changement de votre comportement.

Cancer

Jeûner tout en étant atteint d'un cancer constituait jusqu'à présent un tabou absolu. Beaucoup de mes collègues ne connaissent malheureusement pas encore les derniers résultats des recherches à ce sujet. La raison en est évidente, il n'y a malheureusement toujours pas d'obligation pour les médecins de suivre une formation en matière de nutrition. Personnellement, j'ai acquis mon savoir uniquement à travers mes expériences sur moi-même, celles avec mes patients ainsi que mon amitié avec Claus Leitzmann (p. 9). Le problème est que les patients partent évidemment du principe que leur médecin possède des connaissances en matière de nutrition. Mais au lieu d'admettre cette lacune, celui-ci argumente souvent de manière dilettante en expliquant que l'humain doit s'alimenter de façon diversifiée et en fonction de ses goûts.

Cela me rend à la fois triste et furieuse. Ce comportement prive à la fois les malades et particulièrement les malades du cancer des merveilleux effets thérapeutiques du jeûne intermittent, ce dernier étant même fréquemment qualifié d'extrêmement dangereux. Lorsque vous aurez terminé la lecture de ce livre, vous en saurez davantage que la plupart des médecins sur les relations entre le jeûne intermittent et la santé. Car les mécanismes décrits ne sont malheureusement encore guère connus bien que les résultats passionnants et surprenants des recherches de Valter Longo soient progressivement confirmés par d'autres équipes de chercheurs.

Les effets du jeûne intermittent

La plupart du temps, les malades du cancer ne viennent me voir qu'une fois leur traitement de médecine conventionnelle à base de chimiothérapie et de rayons entamé. Ils combinent alors ces traitements avec ma méthode. Le jeûne intermittent permet une meilleure tolérance de la chimiothérapie qui est alors accompagnée de moins d'effets secondaires ainsi que d'une action thérapeutique plus efficace (p. 26 – 27).

Migraine

À l'heure actuelle, 75 pour cent des collégiens déclarent déjà souffrir de migraine ou de céphalées. Tendance à la hausse ! Les causes exactes des céphalées restent majoritairement inconnues dans la mesure où les examens ont permis d'exclure les tumeurs du cerveau et les lésions du rachis cervical. En règle générale, un traitement médicamenteux symptomatique est prescrit, on supprime donc la douleur sans en rechercher les causes.

Les causes

D'après mon expérience, les tensions trop élevées au niveau des muscles et des fascias dans la région du rachis cervical et de la tête en sont les causes les plus fréquentes. Provoquant des contractions de la nuque, elles entraînent céphalées et migraine. Les causes de ces contractions importantes sont un manque d'exercice physique ainsi qu'une position assise prolongée. Le stress, une alimentation inadaptée et une multitude d'influences environnementales néfastes font encore davantage migrer ces contractions vers le haut. La plupart du temps, il s'agit donc de douleurs d'alerte destinées à empêcher des dommages structurels ou une sollicitation excessive du rachis cervical et avant tout des disques intervertébraux. Si ce signal d'alarme est trop longtemps ignoré, voire même supprimé par l'utilisation de médicaments antidouleur, ce sont exactement ces dommages que l'organisme a voulu éviter qui surviennent, comme par exemple les hernies ou protusions discales, l'arthrose des articulations zygapophysaires, le spondylolisthésis ou l'attitude scoliotique.

Les effets du jeûne intermittent

Le jeûne intermittent et les exercices dissipent majoritairement ces causes. Les exercices détendent les raccourcissements musculaires et fasciaux dans la région de la nuque et de la tête. Une alimentation végétale, optimisée à l'aide des compléments alimentaires également employés dans le cas des douleurs (p. 45) et combinée aux effets du jeûne, contribue en outre à normaliser les tensions des muscles et des fascias. Ainsi, la migraine devient curable.

Maladies neurologiques

Les dépressions, les états d'angoisse, les troubles de la concentration, la démence, la maladie de Parkinson ou la sclérose en plaques, pour n'en citer que quelques-unes, font par exemple partie des maladies neurologiques.

Les causes

À cause de notre style de vie actuel, l'organisme des êtres humains ne se trouve que très rarement en mode de métabolisme lipidique pour produire de l'énergie. Pourtant, ce sont surtout les corps cétoniques qui exercent une excellente influence sur notre système neurologique. Ainsi, le jeûne est employé depuis de nombreuses années en tant que thérapie dans le cas de l'épilepsie.

Les effets du jeûne intermittent

En Russie, la thérapie du jeûne est utilisée avec succès depuis des décennies dans les cas de graves problèmes psychologiques, elle est d'ailleurs décrite de manière impressionnante dans un documentaire produit par Arte en 2011 intitulé « *Le Jeûne, une nouvelle thérapie* ? » dans lequel s'expriment quelques-uns des chercheurs et médecins majeurs dans ce domaine.
Mark Mattson, un des neurobiologistes les plus connus, a ainsi pu prouver à l'occasion de nombreux tests sur animaux que le cerveau produit des opiacés endogènes en mode de jeûne. Le facteur neurotrophique issu du cerveau BDNF (brain-derived neurotrophic factor) augmente également de manière significative durant la période du jeûne. C'est lui qui est majoritairement responsable du bon fonctionnement de notre cerveau, mais aussi du fait qu'il reste en bonne santé et que son propriétaire garde sa bonne humeur.
Une autre tâche importante incombe encore aux corps cétoniques fournissant à notre cerveau l'énergie nécessaire durant le métabolisme du jeûne (p.24 -25). Ils possèdent un effet thérapeutique sur les maladies neurologiques et psychiques. Même dans les cas de maladies neurologiques héréditaires, le jeûne semble au moins retarder l'inévitable issue.

Rhumatisme

Le rhumatisme fait partie des maladies auto-immunes. Dans son cas, les mécanismes inflammatoires provoqués par notre comportement alimentaire et les influences environnementales néfastes croissantes sont également coresponsables.

Les causes

Les causes en ont bien été étudiées. Nous savons indubitablement que les aliments d'origine animale tels la viande, la charcuterie, les œufs, le poisson et les produits laitiers favorisent ou

même provoquent des processus inflammatoires au sein de l'organisme.
Si un stress chronique accompagné d'un déficit de sommeil s'y ajoute, le système immunitaire est dépassé. Notre propre police endogène, le système immunitaire, n'est alors plus capable de différenciation et se dirige contre nous-mêmes.

Les effets du jeûne intermittent

Un système immunitaire ainsi « tourneboulé » a besoin de beaucoup de soutien et de pas mal de temps avant de pouvoir « retrouver ses sens ». C'est exactement ce qui se passe lors du jeûne intermittent dans la mesure où une alimentation adaptée entrecoupée de pauses suffisamment longues met un terme aux sollicitations. Une réorganisation est alors déclenchée, notre programme de thérapie et de réparation génétiquement installé se met en route comme si quelqu'un appuyait sur la touche « réinitialisation » d'un ordinateur. L'efficacité du jeûne en cas de rhumatisme est connue depuis longtemps. Mais même les résultats de ces recherches ne sont pas encore parvenus chez tous les rhumatologues. C'est tout simplement incroyable car c'est justement cette maladie auto-immune accompagnée de douleurs parfois insupportables qui constitue l'exemple type du pouvoir de soulagement du jeûne intermittent à brève échéance.

Douleurs

Avant même d'avoir développé notre thérapie antidouleur, j'avais constaté auprès de mes patients qu'une optimisation de l'alimentation à elle seule entraînait déjà une amélioration voire une disparition des douleurs dorsales ou de la migraine. Comme beaucoup d'autres thérapeutes, je n'ai jamais su exactement ce qui se passait. J'ai souvent pu observer que cela fonctionnait, mais il y avait également des patients qui ne réagissaient pas.

Les causes

Aujourd'hui, nous en connaissons le mécanisme. La plupart du temps, c'est une tension fascio-musculaire trop élevée qui provoque la douleur, elle est à peu près responsable de toutes celles qui apparaissent aujourd'hui le plus fréquemment. Notre thérapie antidouleur fonctionne de manière si convaincante parce que nous sommes en mesure de désactiver cette tension trop élevée. Les exercices garantissent ensuite une absence de douleur durable. C'est surtout dans les cas d'importantes douleurs chroniques, de fibromyalgie, de sclérose en plaques et d'autres états similaires que je recommande à mes patients également ma méthode de jeûne intermittent ainsi que le programme de nutrition. Étant donné qu'en cas de douleurs et d'usure du système locomoteur, nous sommes également souvent en présence de carences en nutriments, des compléments alimentaires spécifiques dont j'ai développé un certain nombre sont susceptibles de combler les déficits.

Les effets du jeûne intermittent

Puisque l'organisme réagit à des influences qui lui sont bénéfiques avec un apaisement des tensions, la méthode du jeûne intermittent telle qu'elle est présentée dans ce livre est efficace dans la plupart des cas de douleur.

Brûlures d'estomac

En cas de brûlures d'estomac, l'acide gastrique remonte dans l'œsophage. Les symptômes vont d'une sensation de poids dans l'épigastre en passant par des brûlures au niveau de la gorge jusqu'à une impression de plaie derrière le sternum. Une inflammation permanente peut provoquer des renvois chroniques, des difficultés de déglutition, la toux, l'inflammation du larynx, l'asthme et le cancer de l'œsophage. Normalement, le sphincter œsophagien situé à l'entrée de l'estomac évite les brûlures d'estomac. Il fonctionne comme une vanne empêchant que l'acide gastrique agressif endommage la muqueuse sensible de l'œsophage.

Les causes

La cause principale jusqu'à présent encore largement ignorée des brûlures d'estomac est constituée par une trop grande tension du diaphragme et de ses fascias. Elle se produit surtout à cause d'une respiration trop superficielle. Puisque le diaphragme entoure l'œsophage au niveau du sphincter œsophagien, cette tension perturbe sa fonction. Par ce mécanisme, l'acide gastrique parvient dans l'œsophage. Souvent, nous sommes en présence d'une hernie diaphragmatique, également provoquée par cette tension. Cette fonction perturbée du sphincter provoque donc les brûlures d'estomac. Lorsqu'on consomme en outre fréquemment des repas opulents, des plats gras épicés, ainsi que de l'alcool, de la nicotine et du café qui augmentent la pression en direction de l'estomac, les brûlures d'estomac s'aggravent considérablement. Le stress aussi amplifie les brûlures en intensifiant la tension musculaire.

Les effets du jeûne intermittent

Le jeûne intermittent influence positivement aussi bien la cause principale que ses différents déclencheurs. Les exercices physiques contribuent à la relaxation du diaphragme. Le jeûne quotidien procure à l'estomac le temps nécessaire au « rangement » et au système digestif celui destiné à la détente. Le renoncement aux sucreries, aux repas gras à base de produits animaux et aux excitants réduit quasiment à néant l'influence des déclencheurs.

Surpoids

En France, un adulte sur deux est en surpoids en 2017, l'obésité touche environ 17 % de la population. La raison principale en est la consommation élevée de protéines animales (viande et lait) et d'aliments contenant du sucre. Nous mangeons trop et trop mal. Une alimentation complète sur le plan nutritif à base de végétaux représente le meilleur choix pour une longue vie en bonne santé.

Les causes

L'hormone leptine régule notre équilibre énergétique et ce faisant notre poids. Nous la produisons tous dans nos tissus graisseux. Lorsque les réserves de graisse sont remplies, davantage de leptine est sécrétée et parvient dans le sang. Le cerveau l'enregistre et sait donc que les réserves énergétiques sont pleines. Il produit alors une agréable sensation de satiété, de bonne humeur et une envie de bouger.

En état de faim, la leptine fait défaut dans le sang, le cerveau se met en alerte en provoquant la sensation de faim. À défaut d'apport immédiat de nourriture, il active le métabolisme de la faim nécessaire à la survie dont nous nous servons lors du jeûne intermittent.

Mais pourquoi les personnes en surpoids avec des réserves graisseuses pleines et un taux de leptine élevé ont-elles malgré tout un appétit insatiable ? Il y a quelques années, j'ai découvert qu'un taux d'insuline élevé rend la leptine dans le sang invisible pour le cerveau. L'organisme croit à tort se trouver en état de famine. Les responsables en sont avant tout les sucres industriels, les friandises et les sodas de toutes sortes, le fast-food et les plats industriels. D'autres conséquences d'un taux d'insuline durablement élevé sont la stéatose hépatique, la résistance à l'insuline et le diabète de l'âge adulte dont déjà certains enfants sont désormais atteints.

Les effets du jeûne intermittent

La connaissance de ces relations a un effet motivant. Car la volonté de résister au désir hormonal n'est mobilisable, si tant est qu'elle le soit, que lorsqu'un objectif est visible. Le jeûne intermittent fait baisser le taux d'insuline, rendant ainsi la leptine à nouveau détectable pour le cerveau. Qu'on ait rendu une hypothyroïdie, les hormones, la dépression ou encore une « prédisposition génétique » responsables de votre surpoids, sachez que vous pouvez atteindre votre poids normal grâce au jeûne intermittent ! Semaine après semaine, votre graisse sera brûlée et transformée en corps cétoniques (p. 24 – 25). Votre moral s'améliorera, vos symptômes de maladie disparaîtront, vos taux de lipides diminueront et d'autres valeurs sanguines atteindront des taux normaux. Vous serez plus mobile, votre joie de vivre et vos forces augmenteront de jour en jour. Tout cela alors que vous vous alimentez deux à trois fois par jour.

Constipation

Le plus grand problème digestif du monde occidental est constitué par la constipation. Elle touche entre 10 et 30 pour cent de la population adulte. Le nombre de cas non répertoriés doit être gigantesque. La plupart des individus ont recours aux laxatifs (75 pour cent des personnes résidant en maison de retraite même de manière régulière) qui non seulement ajournent le problème, mais l'aggravent encore. On qualifie de constipation les défécations irrégulières provoquées par des selles trop dures, souvent accompagnées de douleurs considérables ainsi que de ballonnements, de crampes et de nausées. Une fréquence de selles normale se produirait quelque temps après chaque prise de nourriture relativement importante, donc deux à trois fois par jour. Comme chez les enfants qui s'alimentent sainement et qui bougent beaucoup. Une fois par jour au minimum est obligatoire. Je ne parviens pas à comprendre la recommandation officielle considérant que trois fois par semaine c'est encore normal, car cet état de fait est déjà l'indice d'une digestion perturbée, dangereuse pour votre santé sur le long terme.

Les causes

Une prise continue de nourriture représente une charge constante pour votre intestin car elle limite sa faculté de travail. Le déficit d'activité physique, une alimentation pauvre en fibres, trop de viande et de produits laitiers ainsi qu'une absence d'eau au niveau de l'organisme, les boissons contenant de la caféine et de l'alcool provoquent en outre la déshydratation et aggravent la situation, de même que les médicaments antidouleur, les hypotenseurs, les anxiolytiques, les antidépresseurs, les antitussifs ou les médicaments contenant du fer.

Une bonne digestion est essentielle dans la mesure où une des causes principales de l'apparition de maladies est constituée par l'accumulation de déchets du métabolisme dans l'organisme. La constipation conduit à une perturbation de bon nombre de mécanismes du métabolisme, voire même les empêche. Les cellules ne sont plus suffisamment approvisionnées en oxygène et en nutriments, leurs déchets ne peuvent être éliminés. Elles meurent, dégénèrent, l'organisme dans son ensemble est déséquilibré. Sans cause apparente, certaines maladies se déclarent « soudain » ou encore sont attribuées à l'âge. Une digestion saine contribue donc de manière décisive à éliminer les substances superflues de l'organisme.

Les effets du jeûne intermittent

Un intestin en bonne santé a besoin de phases de repos et d'une alimentation végétale la plus naturelle possible afin de développer des bactéries intestinales saines. Ces dernières sont essentiellement responsables d'un système immunitaire en parfait état. Si vous pratiquez en outre les exercices adaptés tels qu'ils sont décrits dans cet ouvrage (p. 76 – 103), vous vous placez sous les meilleurs auspices possibles dans le domaine de la digestion également.

Diabète

Le diabète de type 2, communément appelé diabète de l'âge, prend actuellement les proportions d'une épidémie. Environ 3,7 millions de personnes prennent actuellement un traitement en France. Ni les personnes atteintes de résistance à l'insuline qui constitue le stade préliminaire du diabète, ni le nombre de cas inconnus ne sont pris en compte dans ces chiffres.

Les causes et l'impact

Le meilleur remède contre le diabète est la bonne connaissance du cycle de la sécrétion de l'insuline. Chez un être humain en bonne santé, le pancréas sécrète constamment un peu d'insuline, puis une quantité plus importante à l'issue de chaque repas. Cette hormone transporte le sucre dans les cellules afin que nous disposions constamment de suffisamment d'énergie. Si nous nous nourrissons essentiellement de légumes, fruits et céréales complètes contenant des sucres dits lents, ces derniers parviennent pendant une durée plus longue et dans une concentration moindre dans le sang. Le pancréas sécrète alors la quantité adaptée d'insuline. Les sucres dits rapides, surtout ceux contenus dans les boissons sucrées, les sodas, la farine blanche, le choco-

lat ainsi que les friandises atteignent très vite le sang, provoquant ainsi une sécrétion extrêmement élevée d'insuline.
Si cela se produit durant une période assez longue, le pancréas est constamment surmené. Simultanément, les cellules deviennent progressivement insensibles à l'insuline à cause de la présence de trop grandes quantités. Ce mécanisme accélère encore la production d'insuline dans la mesure où l'organisme aspire à garantir l'approvisionnement des cellules en sucre. C'est alors le début d'une spirale négative. Un taux d'insuline constamment trop élevé provoque une prise de poids. La résistance contre cette hormone augmente progressivement. Ce développement constitue le stade préliminaire avant la déclaration de la maladie.
La personne déjà atteinte de diabète et qui s'alimente en outre selon les principes du régime paléolithique, ce qui est malheureusement souvent recommandé, aggrave encore cette maladie ! Car aussi bien le gras que les protéines animales sont également responsables d'une sécrétion accrue d'insuline, ce qui est malheureusement ignoré de la plupart des personnes concernées. L'engouement actuel pour le gras possède également sa face d'ombre car en cas de diabète du type 2 déclaré, la production de l'insuline est d'ores et déjà réduite et les cellules sont résistantes face à l'absorption de sucre. Imaginez l'insuline comme une clé qui ouvre la porte des cellules mais qui ne rentre plus dans la serrure parce que celle-ci est obstruée par le gras provenant de l'organisme ou de l'alimentation. Le mécanisme est alors entravé. La quantité d'insuline sécrétée importe quasiment peu dans ce cas de figure. Les cellules chargées de gras ne sont plus capables de l'absorber. Ce mécanisme n'apparaît pas seulement chez les diabétiques. Même chez les individus en bonne santé, un repas riche en graisses peut déjà limiter la faculté de transformer le sucre.

Les effets du jeûne intermittent

C'est avant tout dans le cas du diabète que le jeûne intermittent accompagné d'une alimentation complète à base de végétaux constitue la plus judicieuse et la meilleure thérapie. Notre organisme reçoit enfin l'alimentation à laquelle il est génétiquement adapté ; ni trop de l'un, ni pas assez de l'autre. Les périodes de jeûne procurent en outre au pancréas les pauses dont il a besoin pour se régénérer. En l'absence d'insuline dans le sang, l'élimination des graisses peut commencer, tout comme la formation des corps cétoniques, toutes les conséquences négatives du diabète sont ainsi progressivement écartées. Les cellules et les parois cellulaires sont libérées de tous les déchets métaboliques. Le mécanisme de la guérison peut s'enclencher.
Encore et toujours, j'ai pu observer des diabétiques s'engager dans cette voie de la guérison. Le succès survenant au quotidien motive même le patient le plus dubitatif de s'accrocher. Il n'y a rien de plus beau pour un diabétique que de ne plus être obligé d'injecter de l'insuline et d'entendre finalement son médecin traitant prononcer : « Vous êtes guéri ! »

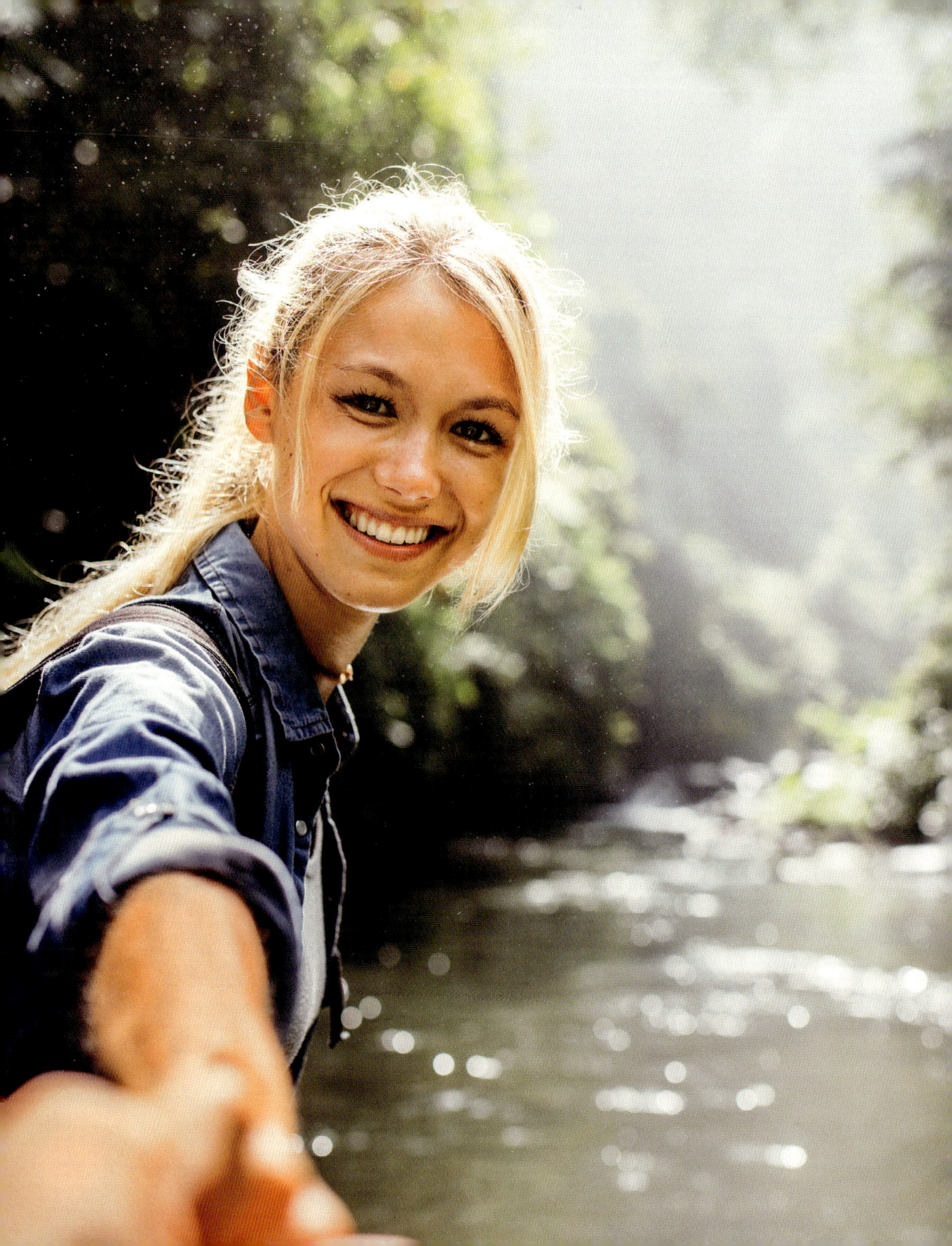

TRILOGIE D'UNE VIE SAINE : VÉGAN, JEÛNE & ACTIVITÉ PHYSIQUE

POURQUOI EST-IL JUDICIEUX DE RENONCER AUX PRODUITS D'ORIGINE ANIMALE ? DE QUELLES SUBSTANCES NOTRE ORGANISME A-T-IL BESOIN POUR RESTER EN FORME ET EN BONNE SANTÉ ? QUELS INGRÉDIENTS CONSTITUENT UN POISON ET POUR QUELLE RAISON ? VOICI LES RÉPONSES À VOS QUESTIONS.

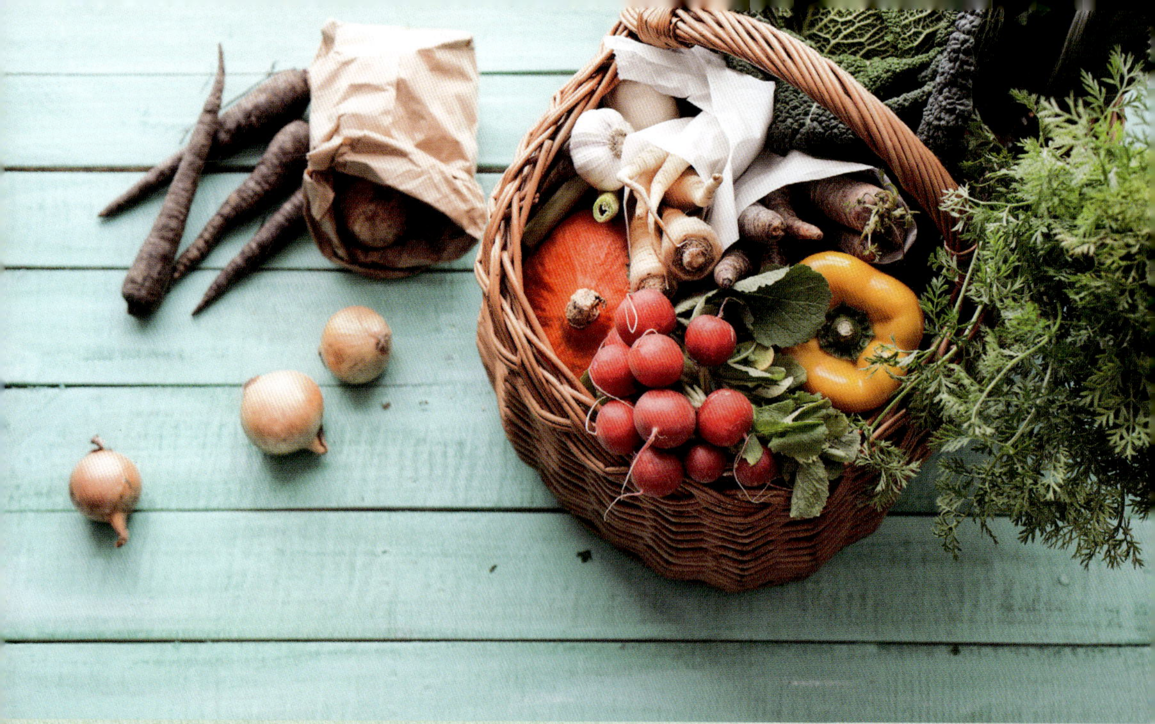

NOURRITURE VÉGÉTALE VERSUS ALIMENTS D'ORIGINE ANIMALE

L'acte de manger représente bien davantage qu'une simple absorption de nourriture, il est également rattaché à la sécurité, à l'intimité, à la joie et en outre intimement lié au plaisir et à l'amour. Qui voudrait en être privé ? Je connais certaines personnes qui ne se réjouissent pas du tout du fait que j'ai accumulé un tel savoir durant ces dernières décennies. Même quelques-uns de mes très bons amis me reprochent parfois un comportement condescendant ce qui est pourtant loin d'être le cas. C'est pour cette raison que mon époux Roland et moi-même avons convenu de ne pas intervenir à ce sujet à l'occasion de fêtes, de rencontres et de réunions familiales tant que nous ne sommes pas sollicités. Mais pour être honnête, il faut bien dire que nous n'y parvenons pas toujours. C'est surtout lorsqu'il s'agit de la santé de personnes qui nous sont chères que nous voudrions partager ce savoir avec elles afin de les en faire profiter. Il en va tout autrement dans mon cabinet. Les patients qui viennent me consulter en tant que médecin savent ce qui les attend et posent la plupart du temps beaucoup de questions au sujet d'une alimentation saine auxquelles je réponds bien évidemment volontiers.

Mon savoir concernant l'alimentation est énormément apprécié dans ma chronique hebdomadaire « consultation santé » au sein de la Frankfurter Neuen Presse ou en tant qu'expert de santé à la radio, même s'il s'écarte bien souvent du courant dominant.

Découvrez maintenant les raisons pour lesquelles une alimentation (majoritairement) végétale est supérieure à tous les autres modes alimentaires. Vous réaliserez rapidement que vous n'y perdrez rien hormis quelques vieilles habitudes et fausses certitudes, mais que vous avez en revanche énormément à gagner. Je suis bien consciente que ma philosophie alimentaire est encore capable de choquer. Je suis en revanche totalement convaincue du mode alimentaire et du style de vie que je vous présente dans ce livre. Il s'est nourri d'un ensemble de découvertes scientifiques interdisciplinaires, de mes expériences personnelles ainsi que de celles que j'ai pu faire avec mes patients.

« Je ne peux pas renoncer à la viande ! »

Combien de fois n'ai-je pas entendu cette affirmation. Mais vous n'êtes pas obligé d'y renoncer totalement. C'est la dose qui fait le poison. La viande ne devrait pas représenter davantage que cinq pour cent de votre alimentation ! Il se trouve qu'une nourriture constituée à 95 pour cent de végétaux représente l'art et la manière la plus saine de se nourrir. C'est pour cette raison que je vous recommande de tout cœur de renoncer majoritairement aux produits d'origine animale. Dans le même temps, je suis la dernière à vouloir vous y forcer. Peut-être décidez-vous tout simplement de consommer moins de viande et de produits laitiers ou alors alternez-vous d'une semaine à l'autre, ce qui est également formidable. Vous pouvez vous en rapprocher progressivement. Chaque produit d'origine animale consommé en moins contribuera un peu plus à votre guérison. Bon nombre de mes patients commence par d'abord renoncer surtout aux produits laitiers et à la charcuterie et par consommer significativement moins de viande tout en choisissant alors une viande de qualité nettement supérieure. Libre à chacun d'entamer les modifications comme bon lui semble. L'essentiel est d'aller dans la bonne direction.

Testez les différents plats proposés ici et laissez-vous en inspirer. Pour vous y encourager, je voudrais encore mentionner ici cette petite citation savoureuse de mon ami Claus Leitzmann : « C'était autrefois qu'on croyait que la viande garantissait notre vitalité. » Cette phrase concerne bien évidemment également les poissons qui en plus de leur taux élevé en protéines nous apportent aussi une quantité considérable de métaux lourds. Réduisez également autant que possible la consommation de lait animal et de produits à base de lait (p. 58 – 60). Ceci est également valable pour les œufs qui peuvent non seulement être contaminés par les insecticides comme l'a démontré récemment le scandale autour du fipronil. Les œufs sont également soupçonnés d'être coresponsables de la survenue du cancer de la prostate.

AVONS-NOUS LE DROIT DE CONSOMMER DES ANIMAUX ?

Le fait d'avoir le droit de consommer des animaux ou non est également une question philosophique et éthique.

Nombreux sont les êtres humains qui aiment le goût de la viande et beaucoup sont persuadés que la consommation de produits alimentaires d'origine animale est une nécessité, que les animaux n'existent que pour être mangés. Je mets en doute cette évidence. Mangeriez-vous votre chien tant aimé, votre chat ou bien votre cheval ? Quelle horreur, pensez-vous à présent. Vous êtes bien sûr en relation étroite avec ces compagnons de votre vie. Consommons-nous les bœufs, les porcs ou les brebis pour la simple raison que nous ne les connaissons pas ?

QU'EN SERAIT-IL SI ?

Le philosophe Richard David Precht incite à la réflexion à travers quelques récits comme celui-ci. Des extraterrestres ont occupé la terre. Ils sont tellement plus évolués que nous qu'ils ne respectent ni ne considèrent les humains comme une espèce du même genre que la leur mais qu'ils les terrorisent. Ils les abattent. Non seulement dans le but de les consommer, de préférence les enfants parce que leur chair est si tendre, mais également afin de transformer leur peau. Ils les utilisent par ailleurs également pour des tests scientifiques. Un être humain courageux finit par demander un jour aux extraterrestres : « Vous constatez notre désespoir face à vos agissements, les cris de nos mères lorsque vous prenez leurs enfants, notre panique et notre crainte mortelle lorsque nous sommes transportés des centres d'hébergement intensifs vers les abattoirs. Quel genre de créatures, dépourvu de la moindre compassion, êtes-vous donc ? » Voici la réponse : « Nous sommes tellement plus évolués que vous que nous ne vous acceptons pas comme nos semblables, et en plus de ça, vous avez tellement bon goût. »

MON CONSEIL PERSONNEL

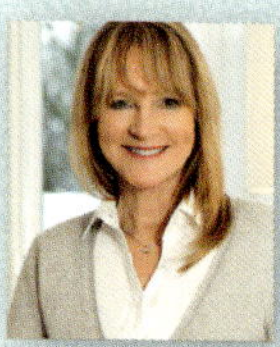

RENONCEZ À LA VIANDE

À quoi bon attendre encore de nombreuses années avant que la dernière preuve ne soit fournie que les aliments d'origine animale sont coresponsables de nombreuses maladies et de la mort d'êtres humains parfois dans d'atroces souffrances. Dans la mesure où le savoir actuel démontre exactement ces relations avec une très grande probabilité, je choisis de réagir immédiatement.

Une alimentation végétale complète, fraîche et biologique

Je suis intimement persuadée qu'une nourriture exclusivement à base de végétaux représente la manière la plus saine de s'alimenter à condition qu'elle soit appliquée correctement et qu'on veille également à une supplémentation en vitamine B_{12} (p. 57). Les études actuelles le corroborent (voir ci-contre).

Lorsque des patients atteints de maladies graves viennent me voir, je leur recommande systématiquement ce mode d'alimentation selon la règle des 16/8 heures (p. 68). Les patients qui la respectent voient très rapidement survenir une amélioration de leur état de santé. Chez tous ceux qui « trichent » par-ci, par-là et ne peuvent se passer d'aliments d'origine animale, le résultat positif est significativement plus long à venir. L'être humain n'a jamais été « végan » à 100 pour cent durant toute l'histoire de son évolution. La proportion de nourriture animale que comportait son alimentation variait en fonction de l'époque à laquelle il vivait et de son appartenance à telle ou telle culture ou encore catégorie sociale. Selon les recherches les plus récentes, nous pouvons partir du principe que nos ancêtres n'ont couvert qu'une infime partie de leurs besoins caloriques avec des produits d'origine animale. Nous avons aujourd'hui les moyens de nous nourrir avec une alimentation végétale de haute qualité. L'offre est plus que suffisante. En outre, les faits n'ont jamais été aussi évidents que maintenant. Une autre vaste étude effectuée par l'université de Harvard comportant 130 000 participants a pu démontrer de manière impressionnante une moindre survenue de maladies cardio-vasculaires ainsi qu'une mortalité réduite grâce à un apport accru de protéines végétales et une diminution simultanée de protéines animales.

Pourquoi choisir des aliments issus de culture biologique certifiée ?

La réponse est évidente, les aliments biologiques sont meilleurs que les conventionnels. Une méta-analyse de l'université de Newcastle est considérée comme représentant l'étude la plus complète à ce sujet actuellement. Sous la direction de Marcin Baranski, elle analysait 343 publications parues dans les revues spécialisées ayant comme sujet les répercussions des vitamines, des substances végétales secondaires, des antioxydants, des pesticides chimiques, des nitrites et des nitrates, des métaux lourds toxiques tels le cadmium, l'arsenic et le plomb, ainsi que d'autres oligo-éléments sur la santé. Les résultats étaient incontestables, les légumes biologiques contenaient entre 18 et 69 pour cent plus d'antioxydants que les légumes conventionnels. Ces substances sont considérées comme possédant des effets protecteurs et thérapeutiques contre les cancers, les maladies cardio-vasculaires et les maladies neurodégénératives. De plus, les fruits biologiques contenaient davantage de vitamine C et de caroténoïdes. L'explication de ces phénomènes est absolument logique. Tandis qu'un fruit biologique doit se défendre tout seul contre les influences environnementales négatives, les nuisibles et autres phénomènes de stress en fabriquant lui-même ses antioxydants, les fruits conventionnels deviennent « paresseux » à cause du traitement avec les pesticides et peuvent se passer d'une fabrication endogène de ces substances favorables à une bonne santé.Les résultats étaient également significatifs en ce qui concerne les pesticides et les métaux lourds. Les fruits biologiques contenaient jusqu'à 48 pour cent moins de cadmium. Cultiver les aliments d'une manière aussi naturelle que possible représente de toute évidence la voie la plus saine. N'est-ce pas également logique, puisque nos gènes ne peuvent tout de même pas connaître ces substances artificielles voire même ces poisons employés seulement depuis quelques dizaines d'années dans l'agriculture conventionnelle ?

À nous les fibres

Les maladies du système digestif sont en constante augmentation. Elles couvrent un large spectre allant des intolérances alimentaires plutôt bénignes en passant par les inflammations chroniques de l'intestin comme la colite ulcéreuse ou la maladie de Crohn jusqu'au cancer de l'intestin.

Il y a tout lieu de soupçonner que la teneur en fibres de l'alimentation moyenne actuelle se situe largement en-dessous de celle de nos ancêtres. La valeur minimale recommandée s'élève aujourd'hui à une consommation de trente grammes de fibres par jour. À mon avis, cette valeur est encore beaucoup trop basse car nos ancêtres ont probablement absorbé très souvent plus que le double. Mais même ces trente grammes ne sont que rarement atteints. Ce sont justement ces fibres qui sont indispensables à un système digestif en bonne santé car elles contribuent au développement des bonnes bactéries intestinales. Ces dernières renforcent à leur tour notre système immunitaire qui est hébergé à plus de 80 pour cent dans notre tractus intestinal.

L'effet principal de ces fibres, il ne s'agit de rien d'autre que de fibres végétales, est leur faculté de gonflement. Celle-ci est responsable de la sensation de satiété, de l'augmentation du volume des selles et ainsi de la diminution de la constipation. L'excès de cholestérol se lie aux fibres et sera évacué avec elles. La présence d'une flore intestinale en bonne santé empêche la prolifération de cellules cancéreuses. Les fibres se trouvent exclusivement dans les végétaux. Ses fournisseurs principaux sont les légumineuses, les céréales complètes, les salades, les légumes, les fruits et les noix. Les recettes du programme de deux semaines regorgent de ces délicieux ingrédients qui vous rassasieront (p. 104 – 135).

Les aliments frais et le débat sur le rôle du soleil

Dès 1933, Erwin Schrödinger reçut le prix Nobel de physique pour avoir été le premier à représenter les processus se déroulant à l'intérieur de l'atome en tant que mouvements ondulatoires. Il partait du principe que les photons introduits dans la nourriture par le biais de la lumière du soleil possédaient la faculté de faire régner un ordre salutaire à l'intérieur de l'organisme. Pour lui, la maladie était toujours liée à l'effondrement de cet ordre intérieur.

Cette thèse a été confirmée en 1975 par le biophysicien Fritz Albert Popp lorsqu'il réussit à prouver l'existence de biophotons au sein des tissus vivants. Il parvint à rendre visibles les rayons électromagnétiques des plantes et des aliments. Nous sommes donc apparemment en présence d'une communication intercellulaire censée préserver l'ordre. Les scientifiques comme Schrödinger et Popp partent du principe que les ondes lumineuses servent de langage entre les cellules. Les supports de communication pour ce faire sont constitués par le tissu conjonctif, les structures fasciales et la matrice extracellulaire. Il semblerait que ces informations parviennent également dans le noyau de la cellule. Tant que cette communication entre les cellules peut avoir lieu, l'ordre et la bonne santé règnent.

Tout ce savoir existant est confirmé par les travaux de diététiciens renommés comme Max Bircher-Brenner(1867 – 1939), le pionnier de l'alimentation vivante, Max Gerson (1881 – 1959), l'inventeur de la thérapie de Gerson, ainsi que de Werner Kollath (1892 – 1970) un autre pionnier de l'alimentation vivante, qui sont tous arrivés à la même conclusion à travers leurs observations datant de la première moitié du xxe siècle, c'est-à-dire que la fraîcheur des aliments « vivants » constitue la clé de la guérison et ce à cause de cette faculté de faire régner l'ordre.

Ca savoir possède un caractère incroyablement explosif. Vous pouvez donc partir du principe que l'énergie de la vie soit originaire du soleil, que vous ayez la possibilité d'absorber cette énergie solaire sous la forme d'une alimentation complète à base de végétaux en raison de cette faculté de stockage des plantes et que vous puissiez ce faisant vous approprier en outre la majorité des secret des pouvoirs curatifs de la nature. Quelle absurdité que de vouloir ignorer ce secret encore plus longtemps et imposer en lieu et place à nos cellules une alimentation hautement transformée, « pauvre en lumière » et « morte », donc une alimentation conduisant à plus ou moins longue échéance à l'effondrement de l'ordre, susceptible de provoquer à son tour l'apparition de maladies.

La vitamine B_{12} est essentielle pour les adeptes de l'alimentation végan

La vitamine B_{12} est surtout présente dans les produits alimentaires animaux (œufs, viande, lait), mais probablement également dans les algues comme la chlorelle et les nori. Si vous décidez de vous nourrir exclusivement de manière végétale, une supplémentation en vitamine B_{12} est nécessaire (p. 58). Étant donné que tout au long de notre histoire nous n'avons jamais été des consommateurs exclusifs de végétaux, il n'y a jamais eu de carences en vitamine B_{12}. De toutes petites quantités de produits animaux sont déjà suffisantes pour en couvrir les besoins. Cette réalité constitue également un indice pour le fait que nous n'ayons jamais eu besoin de grandes quantités de nourriture animale. De plus, les bactéries adhérant aux légumes, salades, racines et fruits produisent également cette vitamine de manière naturelle. Mais étant donné que nous commençons par nettoyer soigneusement nos aliments frais, nous enlevons en même temps les bactéries et avec elles la vitamine B_{12}.

Les protéines, l'état actuel de la question

L'idée de protéines est pour la plupart du temps associée aux aliments d'origine animale, donc à la viande, la charcuterie, aux poissons, aux œufs et aux produits laitiers. Malheureusement, certaines publicités, comme celles assurant que la viande garantirait notre vitalité ou cette autre que les produits laitiers seraient nos amis pour la vie, restent encore fortement ancrées dans nos esprits. C'est peut-être également la raison pour laquelle les régimes pauvres en glucides ou le régime paléolithique en tant que versions actualisées du régime Atkins tant controversé ont actuellement le vent en poupe.

Les sources de protéines animales

Bien souvent, il est dit qu'une alimentation végétale n'assure pas un apport suffisant de protéines. C'est tout à fait faux ! Et c'est bien l'excès de protéines animales qui rend malade ! L'étude scientifique du professeur Dr Lothar Wendt de l'université Goethe de Francfort est arrivée à cette conclusion dès les années 1950. Elle a démontré l'existence d'une maladie de surcharge de protéines lors de laquelle les membranes cellulaires sont pour ainsi dire bouchées par un excès de protéines animales et deviennent ainsi imperméables.

Entre-temps, même l'Organisation Mondiale de la Santé (OMS) classe la viande de bovins, de porcins, d'ovins et de caprins et avant tout les

MON CONSEIL PERSONNEL

LA SUPPLÉMENTATION EN VITAMINE B_{12}

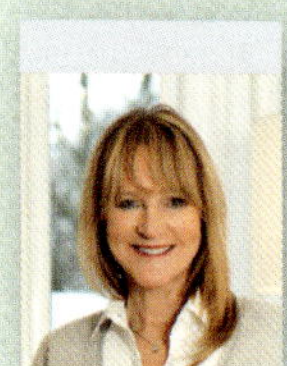

Pour cette raison, prenez une dose quotidienne de 500 µg de vitamine B12. D'ailleurs, trente pour cent des humains de plus de soixante ans présentent une carence grave en vitamine B12 en dépit des quantités importantes de produits d'origine animale qu'ils consomment. Ceci est dû en partie aux nombreux médicaments absorbés de manière régulière à cet âge et d'autre part à un problème d'absorption de vitamine B12 de la part de la muqueuse de l'estomac qui en résulte. Depuis longtemps déjà, la vitamine B12 ne constitue donc plus un problème exclusivement réservé aux végans. Ces derniers connaissent en règle générale la nécessité de se supplémenter en vitamine B12. Le consommateur d'une alimentation diversifiée ne soupçonne rien de ces interdépendances et souffre dans le pire des cas pendant des années d'une carence en vitamine B12 diminuant considérablement sa qualité de vie et sa bonne santé sans même le savoir.

charcuteries telles les saucisses et autres saucissons ainsi que le jambon dans la catégorie des aliments cancérigènes. Les données disponibles sont hautement explosives, la consommation quotidienne de viande transformée augmenterait le risque du cancer de l'intestin de 18 pour cent par 50 grammes consommées (OMS).

La consommation moyenne par tête et par semaine se situe autour de 1,2 kg de viande chez les hommes et de 650 g chez les femmes. L'institut national américain du cancer est parvenu à des conclusions similaires dès 2009. Les données d'une étude à laquelle participaient plus de 500 000 personnes ont été analysées. Les participants avec une consommation particulièrement élevée de viande rouge présentaient un risque accru de 25 pour cent de contracter un cancer du colon. Le risque du cancer du poumon est augmenté d'environ 20 pour cent et celui du cancer de l'œsophage et du foie s'accroît jusqu'à 60 pour cent. Une relation avec le cancer du pancréas a également été observée.

INFORMATION

LE RÉGIME ATKINS

Le régime Atkins préconise de s'abstenir dans une large mesure de glucides et de consommer une quantité accrue de graisses et de protéines. Ce procédé est censé inciter l'organisme à transformer le gras en cétones pour produire de l'énergie (p. 24 – 26). Le régime Atkins est très controversé car il est avéré que des personnes sont tombés malade à la suite de ce mode alimentaire et en sont décédées.

Les conséquences de la consommation de lait de vache

Savez-vous pour quelle raison les Chinois sont actuellement massivement encouragés à consommer du lait animal, la plupart du temps sous forme de lait de vache et de ses produits dérivés ? Tout simplement pour qu'ils grandissent. Ce n'est pas une plaisanterie. C'est exactement la raison pour laquelle le lait animal et ses produits dérivés sont aussi catastrophiques pour notre santé. Nombreuses sont encore les personnes qui croient que le lait de vache est merveilleusement adapté pour préserver notre bonne santé. Elles ne sont que peu à se demander s'il n'était pas nocif que des adultes consomment une nourriture dont la composition est optimisée pour les veaux. Les découvertes scientifiques concernant ces conséquences menaçantes ne peuvent désormais plus être niées. Le professeur B. C. Melnik a démontré de manière impressionnante de quelle manière le lait de vache active le commutateur central, le complexe enzymatique mTORC1, dans les cellules de celui qui absorbe ce lait, qui sont logiquement celles du veau. Le lait fournit tous les signaux nécessaires à la stimulation de la division cellulaire. Les acides aminés essentiels présents dans une forte concentration dans les protéines du lait revêtent une importance particulière pour l'activation du complexe enzymatique mTORC1, ils provoquent en outre la sécrétion d'autres hormones de croissance comme l'insuline et IGF-1.

Le lait enclenche également un deuxième mécanisme extrêmement explosif correspondant probablement à un processus proche de celui des virus. Il s'agit ici du transfert de matériel génétique par les micro-acides ribonucléiques (micro-ARN) qui sont transmis au récepteur du lait sous forme de particules ressemblant à des virus. Le micro-ARN est un élément directeur génétique de tous les mammifères désactivant de manière ciblée la formation de molécules de protéines qui « freinent » ce qui a pour résultat une accélération supplémentaire de la croissance. Pendant la période de croissance après la naissance ces accélérateurs de croissance sont nécessaires et souhaitables. Leur utilisation durable chez les adultes semble cependant préoccupante. Car les deux mécanismes favorisent les maladies telles le surpoids (stimulation trop importante des cellules graisseuses), le diabète (activation excessive des îlots de Langerhans du pancréas sécrétant l'insuline), le cancer (stimulation exagérée de la croissance des cellules cancéreuses qui dépend du complexe enzymatique mTORC1), la démence (activation accrue de la biosynthèse des protéines dans les cellules nerveuses) et l'acné (stimulation excessive des glandes sébacées). Au cas où cette information serait nouvelle pour vous, pensez à supprimer tout simplement la consommation de lait au plus tard lorsque vous souffrez d'une des maladies citées.

Les sources de protéines végétales

Nous disposons des excellentes sources de protéines que sont les légumineuses, les produits à base de soja (miso, natto, tempeh, tofu), les haricots secs, les lentilles ou les pois secs. Les oléagineux ainsi que les graines (noix, noisettes, amandes, noix de cajou, graines de courges, chanvre et graines de chia) et les céréales, surtout le quinoa, mais aussi le riz complet, le sarrasin, le maïs, l'avoine, le millet, le seigle et l'épeautre et les graines germées sont de merveilleux fournisseurs de protéines.

Une fois de plus, il s'avère qu'une alimentation à base de végétaux contribue de manière significative au maintien de la bonne santé. Les végétaux représentent une excellente source de protéines sans entraîner les effets secondaires négatifs et massifs des produits d'origine animale.

Il ne faut pas oublier non plus que la viande, le poisson, les œufs ainsi que le lait animal et ses produits dérivés provenant de l'élevage intensif contiennent dans des proportions non négligeables des résidus d'antibiotiques, d'insecticides, de métaux lourds, d'hormones ainsi que de corps gras favorisant les inflammations. En tant que consommateur de viande, vous absorbez tout cela concomitamment. Ne semble-t-il pas préférable de réduire l'apport de protéines animales de manière significative ou encore mieux de les éviter totalement ?

Oui aux glucides, non au sucre !

Le sucre est mauvais pour la santé. Les glucides complets en revanche, issus de céréales complètes, de légumineuses, de légumes, de fruits et de pommes de terre sont non seulement bons pour la santé mais également nécessaires. Malheureusement, la mode des régimes pauvres en glucides a entraîné beaucoup d'incertitudes en proclamant des inepties.

Nos cellules cérébrales et nerveuses mais aussi nos globules rouges ont besoin de glucose. C'est pour cette raison que notre organisme prévoit une réserve de glucose sous forme de glycogène afin de couvrir les besoins en énergie pour environ 24 heures (sans activité sportive). Avec les lipides, les glucides représentent la source d'énergie la plus importante pour couvrir les besoins journaliers quotidiens en énergie. Un gramme de glucides apporte quatre kcal, un gramme de lipides en revanche neuf. Nous avons besoin des ces macromolécules afin de réguler notre métabolisme de protéines et de lipides.

La consommation excessive de sucre est coresponsable de nombreuses maladies. Aujourd'hui, en moyenne entre quinze et dix-huit pour cent des besoins en nutriments sont couverts par le sucre. Chez les individus dépendants de sucre, et il y en a beaucoup actuellement, c'est un pourcentage encore nettement plus élevé. C'est avant tout l'association de sucre et de gras qui provoque des conséquences catastrophiques. Elle peut conduire à la voracité (hyperphagie) qui entraîne l'impossibilité de s'arrêter. Vous avez peut-être déjà expérimenté vous-même ce phénomène en consommant des chips de pommes de terre ! Du sucre dans les chips ? Oui, et pas seulement dans les chips. Beaucoup de plats industriels salés contiennent du sucre ! Soyez vigilant.

La différence entre bons et mauvais glucides

En fonction du nombre d'unités de glucose, on distingue les monosaccharides, les disaccharides et les polysaccharides. Les **monosaccharides** ou sucres simples les plus fréquents sont le glucose et le fructose. Le sucre blanc ainsi que le maltose et le lactose font partie des **disaccharides**. Ces sucres sont majoritairement contenus dans les confiseries, les sodas, les glaces, les friandises ainsi que dans le chocolat. Leur danger réside dans le fait qu'ils apportent des calories vides et qu'ils sont responsables d'une augmentation rapide du taux de glycémie.

Les fruits contiennent certes également du fructose, mais ne provoquent pas une augmentation aussi rapide du taux de glycémie à cause de la présence élevée de fibres et de leurs nombreux éléments nutritifs.

Les **polysaccharides** sont des glucides complexes composés de longues chaînes de molécules de glucose. Le polysaccharide le plus important est l'amidon. Il est contenu dans les céréales, les produits à base de céréales complètes, les pommes de terre et les légumineuses. À l'issue d'un repas, les polysaccharides ne font augmenter le taux de glycémie qu'au fur et à mesure. Les longues chaînes de glucose ne sont que progressivement fractionnés avant d'être absorbés par le sang. C'est pour cette raison que le taux de sucre dans le sang augmente plus lentement, le pancréas peut ainsi sécréter l'hormone insuline à un rythme paisible. Trop d'insuline favorise l'obésité et les maladies. Saviez-vous que l'insuline est utilisée dans l'élevage pour accélérer la prise de poids des animaux ?

Le piège du fructose

Le terme de fructose donne l'impression qu'il est bon pour la santé. Mais que se cache-t-il vraiment derrière ce terme et pourquoi est-il progressivement rendu responsable de toujours davantage de maladies ? Nombreux sont ceux qui croient que le fructose vient des fruits. Mais en vérité, tout sucre de ménage, qu'il soit brun ou blanc, tout comme le sucre des fruits, est toujours composé de fructose et de glucose. Ces deux sucres sont assimilés de manière différente par l'organisme.

Le glucose est transporté par l'insuline dans les cellules afin d'y être directement transformé en énergie. L'excès est stocké sous forme de graisse et conduit progressivement au surpoids.

Longtemps présenté comme étant inoffensif, le fructose a surtout été recommandé aux diabétiques en tant que source de sucre dans la mesure où il ne contribue pas à l'augmentation du taux de glycémie. Car le fructose ne peut être transformé que dans le foie en glucose, énergie ou acides gras, cette opération ne nécessitant pas d'insuline. En cas de consommation excessive de fructose, ce dernier y est transformé en gras et conduit à la stéatose hépatique. Actuellement un tiers des adultes en souffre déjà, la plupart du temps à son insu, dans la mesure où le foie ne fait pas mal. Le foie ne peut alors plus assumer suffisamment son rôle de rendre les toxines inoffensives, c'est également la raison pour laquelle les personnes touchées se plaignent fréquemment d'un manque d'énergie. Elle provoque en outre la résistance à l'insuline, un stade préliminaire du diabète de type 2.

La vérité sur le gras

Jusqu'à 40 pour cent de l'énergie alimentaire est absorbée sous forme de lipides. C'est une quantité beaucoup plus élevée que celle préconisée. La majeure partie est issue de sources animales tels la viande, la charcuterie, les œufs, les graisses à tartiner et surtout les produits laitiers. La majorité de toutes ces graisses est constituée par les acides gras saturés coresponsables de l'apparition des processus inflammatoires au sein de l'organisme. Ces derniers favorisent considérablement nos maladies de civilisation actuelles.

C'est également la teneur en acides gras oméga 6 polyinsaturés par rapport aux acides gras oméga 3 polyinsaturés qui est significativement plus élevée dans les aliments d'origine animale que dans la plupart des aliments végétaux. L'excès en acides gras oméga 6 constitue une raison essentielle supplémentaire de l'apparition de processus inflammatoires et ce faisant de l'augmentation des maladies dites de civilisation que sont le surpoids, le diabète de type 2, les troubles du métabolisme lipidique, la goutte, toute la palette des maladies cardio-vasculaires accompagnées d'hypertension, de maladies coronariennes, d'AVC et d'infarctus, de même que les allergies, les maladies auto-immunes, les maladies neurodégénératives comme la sclérose en plaques, la démence sénile, ainsi que le cancer du colon, du sein et de la prostate pour n'en citer que quelques-unes des plus importantes.

Une réduction de l'apport en lipides à une proportion de 20 ou au maximum 30 pour cent contribue déjà à réduire la survenue de toutes ces maladies. La méthode la plus simple consiste à utiliser nettement moins de gras lors de la préparation des repas (voir acides gras trans p. 66).

Mettre un terme à l'apport en cholestérol

Notre organisme produit le cholestérol tout seul. Nous ne sommes donc pas obligés de veiller à un apport venant de l'extérieur. Il est présent dans

PRÉVENIR ET ENRAYER LES MALADIES CARDIAQUES GRÂCE À L'ALIMENTATION

C'est également le titre du livre de Caldwell B. Esselstyn, ce médecin qui a métamorphosé Bill Clinton en adepte du végan le plus connu au monde.

L'ex-président des États-Unis est parvenu à guérir sa maladie coronarienne grâce à une alimentation végan. En 1985, Caldwell B. Esselstyn avait convaincu dans un premier temps vingt-quatre patients atteints de maladie coronarienne à un stade avancé de se nourrir de façon strictement végan. Certains d'entre eux avaient déjà subi un pontage coronarien. Quelques semaines plus tard, six participants y renoncèrent et virent aussitôt leur maladie s'accentuer. En revanche, les dix-huit patients restants ayant persisté recouvrèrent leur bonne santé. L'approvisionnement en sang de leurs cœurs s'améliorait au fur et à mesure que leurs vaisseaux se dilataient de manière significative. Encore vingt ans plus tard, les résultats de leurs analyses étaient restés bons.

LE RÔLE DE LA L-ARGININE

L'alimentation végan stimule un mécanisme encore largement ignoré, la membrane intérieure des vaisseaux se met à sécréter du monoxyde d'azote dont le précurseur est l'acide aminé L-arginine également présent dans les légumineuses. Non seulement il empêche la formation de plaques ainsi que le développement de cellules musculaires au niveau de ces dépôts, mais il provoque également la diminution des plaques déjà existantes. Cette découverte a été couronnée en 1998 du prix Nobel de médecine. Dans le cas d'un métabolisme protéinique à base de sources animales c'est la diméthylarginine asymétrique (ADMA) qui est produite, celle-ci supplante l'acide aminé L-arginine provoquant ainsi une moindre sécrétion de monoxyde d'azote.

EMPÊCHER L'ARTÉRIOSCLÉROSE

Nous pouvons donc empêcher et guérir l'artériosclérose par le jeûne intermittent et une alimentation majoritairement végan. Il peut être si simple de rester en bonne santé.

L'excès de cholestérol contribue à la survenue de l'artériosclérose. Si sa concentration est trop élevée, les globules blancs pêchent le cholestérol du sang, s'en surchargent, se transforment en cellules de mousse, éclatent et peuvent se vider au niveau des parois vasculaires. Ce mécanisme conduit à des processus inflammatoires au niveau des parois vasculaires dont les dépôts provoquent un rétrécissement de ces vaisseaux. L'apport en cholestérol provient exclusivement de produits d'origine animale. Une alimentation purement végétale fait disparaître comme par magie les taux de cholestérol maladivement élevés, et ce bien souvent déjà au terme de quelques semaines.

toutes les cellules humaines et représente un élément indispensable à de nombreuses substances vitales. La vitamine D est ainsi formée à partir du cholestérol endogène sous l'influence des rayons du soleil. Il est présent en quantité suffisante au niveau des membranes de nos cellules. Sans la présence de cholestérol, l'organisme ne peut sécréter les hormones telles l'œstrogène, la progestérone et la testostérone.

L'hérédité n'est pas la bonne excuse

Il existe certes quelques exceptions dans le cas de certaines affections héréditaires du métabolisme des lipides qui restent cependant assez rares d'après mon expérience. Lorsque certains patients prétendent que leur taux élevé de cholestérol est d'origine génétique parce que leur père, grand-père ou encore oncle ont le même problème, je me renseigne bien volontiers au sujet de leur comportement alimentaire. La plupart du temps, celui-ci ne diffère guère de celui de mes patients ce qui prouve que les gènes ne sont pas responsables.

Les autres substances que vous devriez éviter

Je tiens à le répéter encore une fois ici, je ne voudrais absolument pas vous interdire quoi que ce soit, seulement vous informer de ce qui est nuisible à votre organisme. Par la suite c'est à vous seul de décider de la manière dont vous gérerez ces informations.

Les additifs synthétiques

Ils font partie intégrante de notre industrie alimentaire moderne. Les colorants et conservateurs, stabilisants, substituts de sucre et autres édulcorants représentent actuellement un marché de plusieurs milliards. Les aliments que nous consommons au quotidien grouillent de plus de 320 (trois cent vingt !) différents additifs autorisés pourvus de leurs numéros précédés d'un E. Presque tous les produits emballés sous une forme ou une autre contiennent aujourd'hui une substance « étrangère » destinée à faire miroiter à grands coups d'arômes artificiels une qualité constante dans l'assiette à l'acheteur d'une alimentation à la préparation ultra-rapide considérée désormais comme acquise.
Ces éléments « étrangers » constituent pour la plupart d'entre eux des substances fabriquées synthétiquement qui ne sont pas naturellement présentes dans les aliments. Ce n'est qu'en 1989, alors que l'Europe se dote d'une réglementation complète sur les « additifs alimentaires », qu'ils ont été baptisés de cette appellation bien plus anodine. Les institutions les plus diverses assurent aux consommateurs que les additifs sont soumis aux contrôles les plus sévères et que les quantités absorbées sont inoffensives. La plupart d'entre nous ignorent que ces appréciations changent constamment. En outre, les études disponibles sont souvent contradictoires. La réflexion que notre organisme ne s'en sort bien qu'avec des substances qui lui sont génétiquement familières peut considérablement aider à l'appréciation de la dangerosité de ces substances artificielles.La situation se révèle d'autant plus menaçante que nous savons que nous ne disposons de quasiment aucune étude sur les conséquences à long terme ou sur les interactions de ces substances.

L'association aluminium et acide citrique est extrêmement dangereuse

Le professeur Konrad Beyreuther, éminent chercheur spécialiste de la maladie d'Alzheimer, s'est préoccupé de ce sujet. Il a porté une attention particulière au métal léger aluminium qui joue en tant que bombe à retardement un rôle décisif dans la formation des plaques séniles et des fibrilles dans le cerveau des patients atteints d'Alzheimer. Le professeur Beyreuther déplore le fait qu'aucune étude concernant tout particulièrement les interactions des additifs synthétiques comme par exemple l'association d'aluminium et d'acide citrique ne soit effectuée avant leur utilisation.

En tant que substances isolées, l'aluminium et l'acide citrique sont inoffensifs pour l'être humain. L'association de ces deux éléments dans l'organisme humain semble en revanche avoir des répercussions catastrophiques. Sur l'emballage alimentaire, ils sont identifiables grâce à leurs numéros précédés du E, c'est-à-dire E 330 pour l'acide citrique et E 173 pour l'aluminium.

L'aluminium est absorbé et éliminé par un organisme en bonne santé sans causer de dégâts. Dès qu'un aliment contient en outre l'acide citrique, ces deux substances s'associent pour former une molécule commune. Grâce à la présence de l'acide citrique, l'aluminium est maintenant en état de franchir la barrière sang-cerveau qui protège normalement notre cerveau des substances toxiques. Cette association d'éléments parvient donc à atteindre notre cerveau. Ce qui s'y passe alors est fatal. Normalement, l'acide citrique est censé éliminer ce complexe commun de principes actifs de la même manière qu'il est entré. Mais étant donné que l'acide citrique présent dans le cerveau est désagrégé à l'aide d'un certain enzyme, c'est finalement l'aluminium seul qui subsiste. Il n'est alors plus en mesure de quitter le cerveau et y développe ses conséquences néfastes. Ce métal léger au reflet argenté est hautement toxique pour les cellules nerveuses qui finissent alors par mourir progressivement

De nos jours, la quantité d'aluminium absorbée est extrêmement élevée. Nous partons du principe qu'un adulte dépasse six fois la dose maximale journalière recommandée, chez les enfants, il semblerait que ce soit encore davantage. La plupart des sodas par exemple affichent une teneur très élevée en acides citriques. Plus longtemps ces sodas sont conservés dans les canettes d'aluminium d'autant plus d'aluminium passe dans la boisson. Dorénavant, vous pouvez également éviter d'emballer les aliments contenant des acides dans les papiers aluminium en privilégiant l'utilisation du bon vieux papier sulfurisé.

N'employez pas de casseroles en aluminium et ne conservez aucun aliment dans des boîtes, bols ou autres récipients en aluminium. Renoncez également aux pâtisseries recouvertes d'un glaçage argenté. Bannissez de manière générale le papier aluminium de votre foyer.

Les acides gras trans

Ces corps gras hautement toxiques issus à l'origine de certaines huiles végétales se forment sous l'influence de la chaleur extrême employée pour le durcissement de ces huiles dans le but d'en produire des matières grasses tartinables, comme par exemple la margarine. Mais c'est également lorsqu'ils sont fortement chauffés ou rôtis pendant une durée suffisamment longue que les corps gras modifient leur géométrie moléculaire et deviennent extrêmement dangereux pour la santé humaine. Il suffit de s'imaginer les acides gras trans comme une masse collante qui se fixe sur les parois cellulaires, les vaisseaux sanguins et les nerfs et ce faisant diminue considérablement leur fonction.

Ces acides gras trans sont coresponsables de l'apparition de bon nombre de maladies de notre époque moderne comme par exemple les maladies cardio-vasculaires, les allergies et les cancers. Ces corps gras sont présents dans les frites, les chips et dans tous les autres aliments frits, dans les beignets, la pâte feuilletée et bon nombre d'autres pâtisseries, les plats industriels, les pâtes à tartiner, les panures, les glaces, les charcuteries et même dans les barres de céréales ainsi que les flocons du petit déjeuner.

En consultant la liste des ingrédients des aliments, mais surtout celle des plats industriels, veillez en tant que consommateur tout particulièrement à la présence de « matières grasses hydrogénées » ou « partiellement hydrogénés ». Évitez-les autant que possible. Dans le cas d'aliments non emballés, il sera par contre compliqué de se renseigner s'ils contiennent des acides gras trans.

Les AGE, peu connus, mais hautement dangereux

Les produits finaux de glycation avancée (AGE, pour Advanced Glycated Endproducts) font partie des poisons qui accélèrent le processus du vieillissement et qui jouent probablement un rôle, encore sous-estimé jusqu'à présent mais très certainement considérable, dans l'apparition de bon nombre de maladies. C'est par exemple le cas pour la dégénérescence maculaire, l'artériosclérose, les affections rénales ou les troubles de la circulation. Les AGE possèdent également un effet destructeur sur le cerveau et ses capacités cognitives en favorisant les maladies neurodégénératives comme la démence sénile et la maladie de Parkinson.

Ces AGE sont des composés chimiques de protéines et de glucides nocifs et artificiels conduisant à un stress oxydatif, à la perte de la flexibilité des tissus et aux processus inflammatoires dans l'organisme. Mais avant tout, ils freinent le précieux travail de réparation des sirtuines.

Dès lors que les lipides, les protéines et les glucides sont fortement chauffés, rôtis, grillés, séchés ou fumés pour constituer notre alimentation quotidienne, notre organisme est approvisionné de la dose nocive maximale d'AGE. À l'heure actuelle, la teneur en AGE de plus de 500 aliments a été étudiée. Hormis la fumée de cigarettes, ce sont la viande, le poisson, le fromage et encore d'autres aliments fortement transformés qui affichent la teneur la plus élevée en AGE, tandis que l'alimentation végétale contient le taux le plus faible. Le mode de préparation est également essentiel. La cuisson à la vapeur ou à l'étuvée conduit à une formation nettement moindre d'AGE en comparaison avec d'autres modes de préparation comme par exemple le rôtissage, la cuisson au four ou au grill.

Le gluten

Il y a environ dix mille ans, nos ancêtres se sont mis à cultiver plus de 25 000 sortes de blé à partir de plantes sauvages. Tout a commencé avec l'ancêtre du blé, l'engrain ou petit épeautre. Dès l'époque prébiblique, le premier blé tendre fut créé grâce à d'autres croisements, il était déjà beaucoup plus facile à travailler. Le blé actuel au rendement élevé n'a plus guère de points communs avec l'ancêtre du blé. En 1970, Dr Norman Borlaug reçut le prix Nobel de la paix pour le développement d'un blé dur génétiquement modifié, le blé du Mexique. Le gène du nanisme qu'il y avait introduit raccourcissait les tiges du blé tout en rendant les épis si productifs que l'Inde parvint à tripler ses récoltes de blé en l'espace de dix années. Quatre ans plus tard, le Mexique n'était plus dépendant d'importations.

Le revers de la médaille est qu'à cause de la culture de ces variétés les gènes du gluten ainsi que la teneur en gluten du blé ont été énormément modifiés. Ces modifications pourraient être responsables de la forte augmentation de l'intolérance au gluten. Entre 1950 et 2005, le nombre de personnes atteintes de la maladie cœliaque, le tableau clinique intégral de l'intolérance au gluten, a été multiplié par cinq.

Le seigle, l'épeautre, le kamut, l'orge ou encore l'épeautre vert contiennent également cette protéine du blé dans sa forme primitive. Encore et toujours, certains patients affirment ne rencontrer aucun problème avec les anciennes variétés de céréales, mais bel et bien avec les produits à base de blé moderne. Les symptômes typiques d'une intolérance au gluten peuvent être constitués par un abattement général, des ballonnements, des diarrhées à répétition, des céphalées, des troubles de la concentration, mais aussi par une envie constante de manger.

Loin de moi l'envie de rejoindre la cohorte de ceux qui condamnent fondamentalement le gluten. Je recommande en revanche à mes patients de s'observer attentivement dès lors qu'ils pensent souffrir d'une intolérance au gluten.

Évitez pendant quatre semaines toutes les céréales contenant du gluten. Remplacez-les par le riz, l'avoine, les pois chiches, le quinoa, l'amarante ainsi que le sarrasin. En cas de consommation de produits industriels, soyez attentifs aux émulsifiants et stabilisateurs qui peuvent également contenir du gluten. Si vous vous sentez significativement mieux durant cette période, vous en connaîtrez la cause. Si au contraire vous ne remarquez aucune différence notable, continuez à savourer votre merveilleux pain intégral.

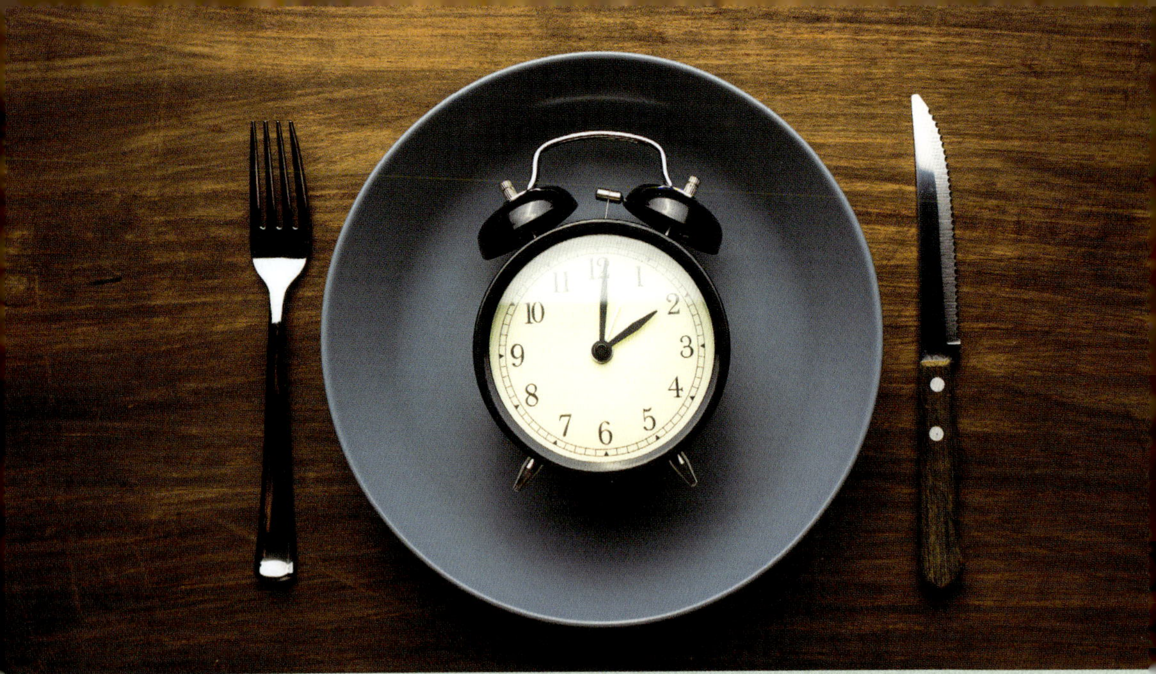

ALIMENTATION, HYDRATATION & ACTIVITÉ PHYSIQUE SONT LES FONDEMENTS D'UNE VIE SAINE

Le jeûne intermittent est très facile à condition d'en respecter les fondements. L'activité physique et une bonne alimentation vont toujours de pair.

La règle des 16/8 heures

Le principe est très simple, vous consommez quotidiennement trois repas en l'espace de huit heures. Les heures des repas se situent idéalement entre douze et vingt heures. Si vous êtes dans l'impossibilité de respecter ces horaires parce que vous êtes par exemple invité à dîner, décalez tout simplement le premier repas du lendemain d'un délai correspondant. Si vous avez programmé un petit déjeuner, par exemple pendant le week-end, consommez le dernier repas du jour précédent tout simplement d'autant plus tôt. L'essentiel pour le jeûne intermittent est d'atteindre un intervalle de pause alimentaire d'au moins seize heures sans vous alimenter.

L'alimentation dissociée a du sens

Bien évidemment, la plupart des aliments contiennent les trois grandes macromolécules que sont les protéines, les glucides et les lipides. Elles sont néanmoins présentes dans une quantité différente. C'est sur cette réalité que se base la justification des principes de l'alimentation dissociée. Un repas composé majoritairement de glucides nécessite d'autres enzymes de digestion qu'une nourriture représentant une proportion élevée de protéines. La règle est ainsi très simple. Les repas les plus riches en glucides devraient être consommés au plus tard dans les premières heures de l'après-midi tandis que les plus riches en protéines sont à privilégier le soir. Consommez les protéines végétales le soir parce qu'elles ne font pas si rapidement appel à l'insuline ni à une quantité aussi importante. L'organisme peut ainsi se reposer plus facilement, déclencher sa combustion nocturne de lipides et débuter ses travaux de rangement et de réparation.

Les en-cas sont proscrits

À l'époque de mes débuts en tant que médecin, beaucoup de petits repas étaient préconisés. Encore aujourd'hui, on peut trouver la recommandation de consommer cinq fois par jour un repas de fruits ou de légumes. Il était surtout instamment conseillé aux patients atteints de diabète de prendre six à huit petits repas par jour. Personnellement, j'ai toujours considéré cette recommandation comme étant absurde. De cette façon, l'organisme ne parvient jamais au repos. Il suffit de ne penser qu'au pancréas qui est alors constamment obligé de sécréter de l'insuline. Toutes les portes menant au diabète sont alors ouvertes. Les sirtuines (p. 27 – 29) ne parviennent pas à exécuter leur tâche de réparation parce que l'estomac n'est pour ainsi dire jamais vide. C'est pourtant logique, celui qui a beaucoup travaillé dans la journée ne continue pas le soir, mais se repose au contraire et va se coucher afin d'être en forme le lendemain. Pourquoi en serait-il autrement de vos organes ? Les pauses sont vitales. C'est pour cette raison que le jeûne intermittent représente la manière la plus efficace de trouver un équilibre parfait entre l'action et le repos. Renoncez donc aux en-cas !

MON CONSEIL PERSONNEL

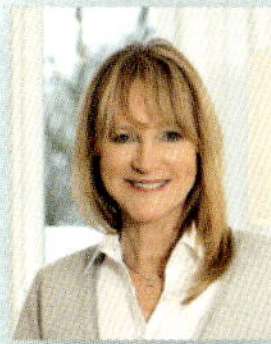

LE JEÛNE APPORTE DE L'ÉNERGIE

Personnellement, je jeûne la plupart des jours jusqu'à dix-huit voire vingt heures. Durant les journées pendant lesquelles j'ai besoin d'être tout particulièrement concentrée, je me contente bien souvent de deux repas seulement. Mais si vous débutez avec le jeûne intermittent, respectez dans un premier temps la règle des 16/8 heures afin de vous habituer à ce mode d'alimentation qui est nouveau pour votre organisme.

Une mastication consciencieuse favorise une bonne digestion !

Maintes sagesses populaires ont leurs justifications. Ainsi vous facilitez grandement le travail de votre système digestif en sollicitant abondamment vos dents. D'ailleurs vous approvisionnez ce faisant accessoirement vos dents et vos gencives en nutriments appropriés. Simultanément, vous sécrétez des sucs digestifs pré-digérant votre alimentation, avant tout les glucides, au niveau de la bouche. À travers l'activation de la musculature, la mastication favorise en outre l'irrigation sanguine de la tête qui contribue à son tour à l'amélioration des facultés cérébrales.

Quel genre de boisson ?

Surtout pendant les deux premières semaines du jeûne, vous devez absorber suffisamment de liquide, c'est-à-dire d'eau. Au moins 2.5 à trois litres de liquide sont recommandés car pendant la dégradation des cellules adipeuses mais aussi à cause de l'activation de vos instances réparatrices, l'évacuation des déchets métaboliques tourne à plein régime de même que les substances libérées à l'intérieur des cellules adipeuses sont également toxiques. Votre organisme a besoin de beaucoup d'eau pour évacuer tout cela.

Hydratez-vous le matin

Buvez environ deux litres d'eau dans la matinée. Ce liquide soutient votre organisme pendant la phase de l'évacuation. Buvez de préférence fréquemment de petites quantités car l'intestin grêle doit l'absorber et la restituer à l'intérieur de l'organisme. Si vous buvez beaucoup d'un seul coup, l'eau parvient dans le colon et peut même éliminer des minéraux. C'est comme à l'extérieur, dans la nature. Une pluie légère peut pénétrer la terre et l'humidifier. Une grosse averse en revanche aboutira pour une large part dans les ruisseaux ou les bouches d'égout.

L'eau de boisson la mieux adaptée est une eau pure pauvre en minéraux, une eau de source, mais aussi l'eau osmosée. Afin que son goût ne soit pas trop ennuyeux, je prépare le matin une carafe dans laquelle j'ajoute au liquide deux ou trois tranches de citron ou d'orange ou fréquemment aussi quelques feuilles fraîches de menthe, de verveine ou de basilic. En fonction des goûts, des envies et de mon humeur.

INFORMATION

UNE MASTICATION APPROPRIÉE

Mastiquez chaque bouchée de façon à réduire l'aliment quasiment à l'état liquide dans la bouche. Ce n'est qu'alors qu'il convient de l'avaler. Vous serez ainsi plus vite rassasié, moins fatigué et votre digestion sera excellente. L'unique raison pour laquelle beaucoup de personnes ont une mauvaise digestion réside dans le fait qu'elles ne mâchent pas suffisamment leur alimentation. Nos dents sont faites pour mastiquer !

Buvez avant les repas

Dès que vous commencez à manger, votre organisme sécrète des sucs digestifs responsables de la transformation des aliments. Quelques heures plus tard, les molécules de glucose provenant de glucides, les acides aminés issus des protéines et les acides gras provenant des lipides rejoignent les cellules. La composition des sucs digestifs dépend du caractère de l'alimentation absorbée. Si vous buvez quelque chose à ce moment, vous diluez vos sucs digestifs. L'ensemble de votre digestion est ainsi retardé et devient mois efficace. Dans la mesure où vous absorbez la majeure partie de liquide dans la matinée pendant le jeûne intermittent, vous n'aurez plus besoin de vous en soucier à l'avenir.

Le secret du thé vert

La proportion de substances végétales secondaires est particulièrement élevée dans le thé vert. Parmi elles, l'effet curatif le plus puissant est attribué aux catéchines. Elles ne disposent non seulement de qualités antibactériennes et antivirales, mais elles sont également responsables du potentiel inhibiteur du cancer que possède le thé vert. Un sous-groupe, l'antioxydant EGCG (gallate d'épigallocatéchine) prévient probablement de manière particulièrement efficace la formation de cellules cancéreuses. De nombreuses études scientifiques ont démontré que cette molécule possède une influence extrêmement inhibitrice sur la formation de nouveaux vaisseaux sanguins menant aux cellules cancéreuses. Entre-temps, il est scientifiquement prouvé que de petites quantités d'EGCG suffisent déjà à produire cet effet.

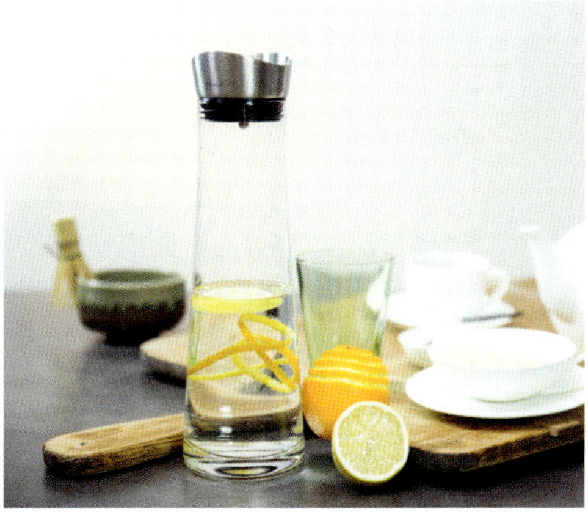

Célébrez votre absorption quotidienne d'eau. Aromatisez-la à l'aide d'agrumes.

Mais ici également, la vigilance s'impose, tous les thés ne contiennent pas le même nombre d'ingrédients bénéfiques à une bonne santé. Ces substances peuvent considérablement varier en fonction de la zone de culture, de l'époque de la récolte, du procédé de fabrication mais aussi de la préparation. D'après mon expérience, les thés verts japonais sont les meilleurs. Indépendamment du pays d'origine, veillez également au label bio. Seul ce dernier garantit un produit exempt de substances nocives

À propos, lorsqu'il fait chaud dehors, le thé vert est également délicieux froid. Vous pouvez aussi le parfumer à votre guise avec un peu de zeste de citron ou d'orange.

MON CONSEIL PERSONNEL

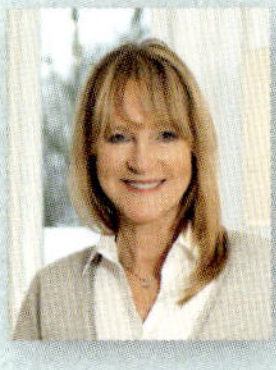

LE THÉ VERT COMME JE L'AIME

Depuis presque vingt ans, je bois tous les matins du thé vert. Ma variété préférée est le gyokuro tokiwa du Japon, bien évidemment bio. Pour une théière d'un litre et demi, deux cuillers à café bombées me suffisent, le thé possède alors un goût très léger et raffiné. La température de l'eau ne devrait pas excéder les 70 degrés pour éviter que le thé ne développe de l'amertume. Je laisse mes feuilles de thé dans l'eau jusqu'à ce que la théière soit vide. Ensuite, je ne jette pas mes feuilles de thé, mais je les utilise en revanche comme ingrédient d'un smoothie vert, car elles contiennent encore beaucoup de précieuses substances.

L'activité physique afin de faire pénétrer les nutriments dans les cellules

L'activité physique est essentielle afin de faire pénétrer les nutriments dans leurs lieux de destination. Le travail musculaire crée le mouvement tandis que la circulation sanguine est créée par le travail du cœur, jusqu'ici tout va bien. L'aspect passionnant ne vient que maintenant, le système de transport le plus important de notre organisme est représenté par la circulation sanguine ! C'est grâce à elle que les nutriments parviennent aux cellules alors que les déchets sont dirigés vers les organes excréteurs. Notre cœur à lui seul n'est pas capable de gérer le flux sanguin à travers tous les vaisseaux. Les valves veineuses à l'intérieur de nos veines doivent s'opposer à la pesanteur. De minuscules voiles de tissu conjonctif contribuent au retour veineux à l'intérieur de notre système de vaisseaux capillaires d'une longueur de 160 000 km dans lequel la plus importante perte de pression a lieu. Une fois les nutriments parvenus dans la matrice extracellulaire à travers les parois capillaires, l'organisme utilise les canaux d'écoulement formés par la structure de treillis extensible des fibres fasciales afin de faire pénétrer les nutriments dans les cellules. Une tension électrique biophysique créée par l'organisme permet de maintenir la tension de la paroi cellulaire à environ 70 millivolts, nécessaire à l'absorption des nutriments par les cellules.

Seul le mouvement extérieur entraîne le mouvement intérieur

À côté du muscle cardiaque qui est en mouvement permanent, tous les mécanismes décrits nécessitent sans exception une activité physique. Sans elle, ni les valves veineuses, ni les minuscules valvules à l'intérieur des vaisseaux capillaires veineux ne sont capables d'assurer le retour veineux vers le cœur. Si les fascias ne sont pas soumis à des mouvements diversifiés leurs canaux d'écoulement se « feutrent » et se bouchent. Et si le tissu conjonctif et les os ne sont pas sollicités par le mouvement ils sont incapables de produire la ten-

sion électrique nécessaire aux cellules pour la tension de leur paroi cellulaire.
L'activité physique représente donc la condition nécessaire pour le « mouvement intérieur » permettant aux nutriments et à l'oxygène de pénétrer dans les cellules et aux déchets d'être transportés vers les organes de détoxication. Un individu qui ne bouge pas assez, « affame » ses cellules et provoque une accumulation de toujours davantage de déchets au niveau de la matrice extracellulaire. Ce sont ces derniers qui sont à la source du manque d'énergie et d'entrain, mais aussi de beaucoup de maladies de civilisation et d'affections chroniques.

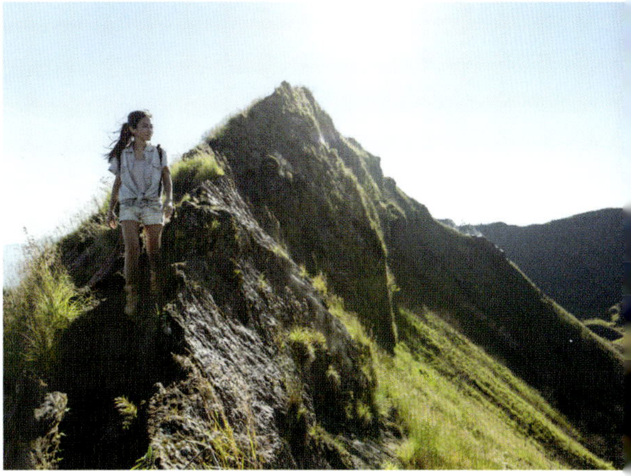

Apportez du soutien à votre organisme pour tous ses processus métaboliques, également à travers une activité physique suffisante.

Les muscles, une fabrique d'hormones

Les muscles génèrent donc également le métabolisme intérieur. Les myokines, médiateurs chimiques ressemblant aux hormones, sont sécrétées en tant que sous-produits des mouvements et contractions. Elles ont été découvertes par une Danoise, le professeur Bente Pedersen. Actuellement, nous en connaissons plus de trois cents, mais nous estimons qu'il en existe plusieurs milliers supplémentaires. Ces médiateurs chimiques sont décisifs pour l'activation des mécanismes métaboliques au niveau des muscles, du foie et du cerveau. Ils assurent la multiplication des vaisseaux sanguins, la croissance musculaire, préservent la structure et la fonction du cerveau, contrôlent la disposition des muscles et des cellules adipeuses, dirigent la désagrégation des tissus graisseux et créent un environnement anti-inflammatoire au sein de l'organisme. Dans la mesure où les états inflammatoires chroniques représentent un terrain favorable pour beaucoup de maladies, les myokines combattent les maladies chroniques.
L'organisme ne peut donc rester en bonne santé ou la recouvrer qu'à la condition de sécréter les médiateurs chimiques influençant les processus métaboliques dans l'organisme. Le moteur de tous ces processus est l'activité physique.
Dans le chapitre suivant, mon mari vous initie à la partie mouvement de ma méthode du jeûne intermittent. Il est essentiel de comprendre qu'outre l'activité physique en général, ce sont surtout ces exercices spécifiques qui produisent un effet d'accélération puissant puisque les tissus de toutes les régions corporelles peuvent ainsi être irrigués de manière ciblée grâce aux angles d'articulation sélectionnés.

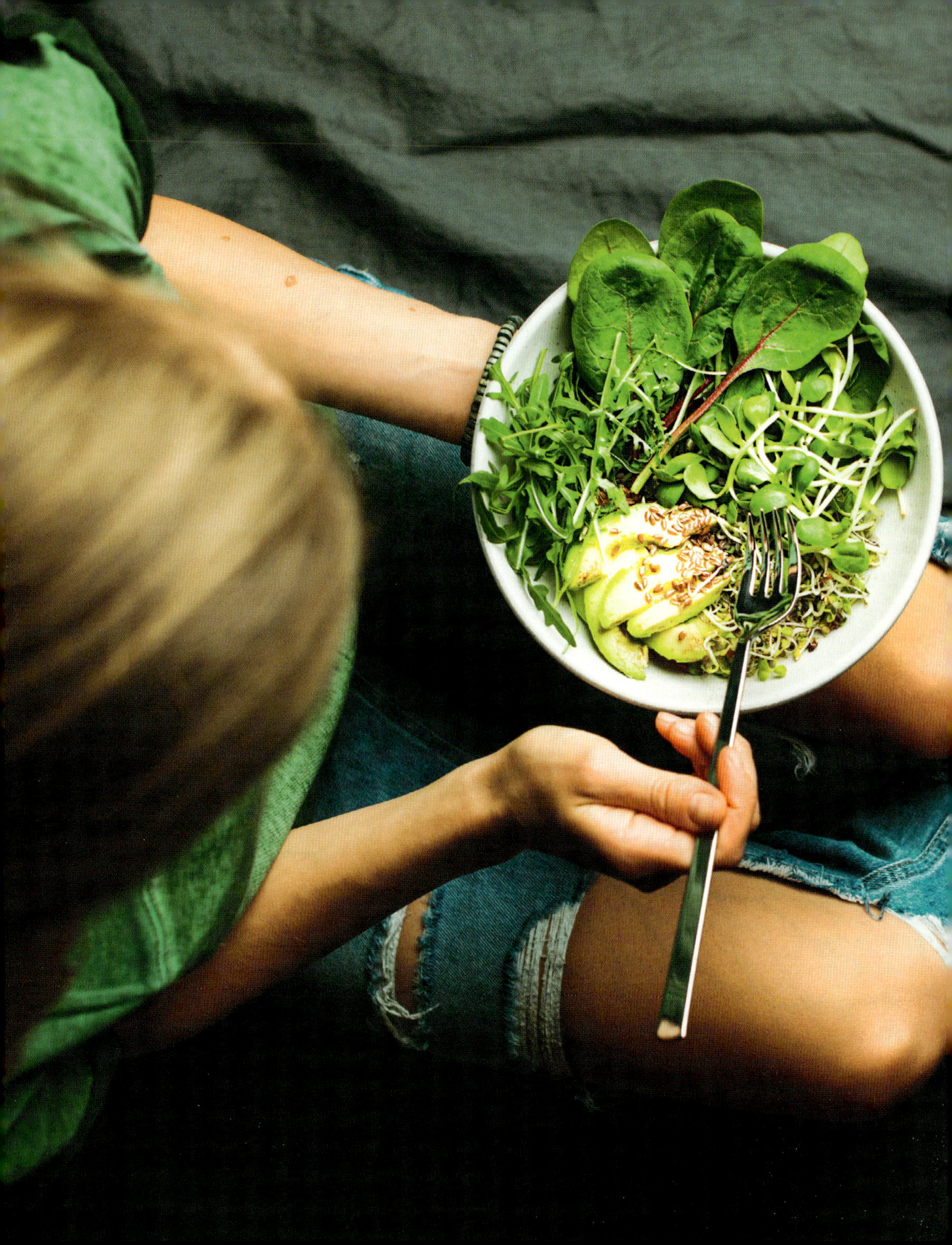

LE JEUNE INTERMITTENT VOILÀ COMMENT ÇA MARCHE !

FAITES À PRÉSENT CONNAISSANCE AVEC LA MÉTHODE DU JEÛNE INTERMITTENT SELON PETRA BRACHT EN ASSOCIANT LE MODE ALIMENTAIRE ET L'ACTIVITÉ PHYSIQUE QUI VOUS AIDENT À RETROUVER VOTRE BONNE SANTÉ ET À LA PRÉSERVER !

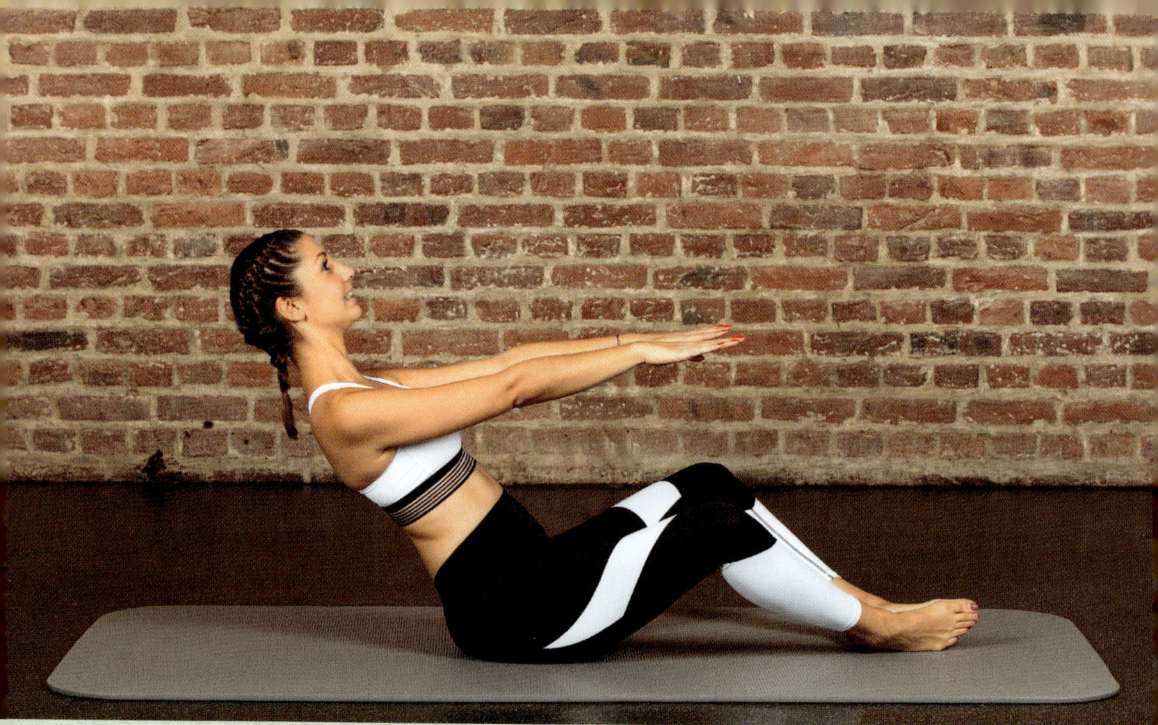

DÉCLENCHEZ L'ACCÉLÉRATION DU MÉTABOLISME GRÂCE À L'ACTIVITÉ PHYSIQUE

Les patients souffrant de douleurs, de contractions ou de phénomènes d'usure et dont les mouvements sont restreints pour cette même raison bénéficient généralement de peu d'aide de la part de la médecine conventionnelle. Nous aspirons à changer cette situation. C'est pour cette raison que nous avons développé les exercices Liebscher & Bracht. Quels genres de mouvements sont les mieux à même d'apporter un soutien au jeûne intermittent et de favoriser la guérison ? Nous n'aurions jamais pu répondre à cette question sans avoir développé notre thérapie de la douleur depuis plus de trente ans. La condition préalable en était d'associer nos différentes facultés, savoirs et connaissances à l'expérience résultant de la médecine, de la naturopathie, du génie mécanique et des arts martiaux et du mouvement asiatiques. En systématisant les douleurs, nous avons découvert vingt-sept impasses fascio-musculaires présentant une tension excessive responsables de quasiment toutes les douleurs qui se manifestent. À partir de là, nous avons développé vingt-sept exercices Liebscher & Bracht grâce auxquels tous les êtres humains peuvent se libérer de ces douleurs sur le long terme. Les cellules de l'organisme peuvent alors être approvisionnées de manière optimale avec les nutriments nécessaires.

Éradiquez les impasses en vous entraînant

Il s'agit donc de diminuer, puis de faire disparaître ces vingt-sept impasses. Une fois ces impasses éradiquées, vos douleurs auront disparu, votre mobilité s'améliorera de jour en jour, votre niveau d'énergie augmentera continuellement et toutes vos cellules seront à nouveau « raccordées » à votre métabolisme. Celui qui ignore encore notre thérapie de la douleur aura dans un premier temps du mal à y croire. Mais l'explication est tout à fait logique, dans la mesure où la cause de la plupart des douleurs trouve ses sources dans des tensions trop élevées au niveau des muscles et des fascias, les douleurs disparaissent dès que ces impasses sont diminuées. Puisque ce sont ces impasses accompagnées de leurs tensions trop élevées qui provoquent les restrictions de la mobilité, ces dernières disparaissent également. Étant donné que ces impasses dans l'organisme fonctionnent comme un frein à main serré, votre énergie vitale augmentera considérablement dès que ces résistances auront été évacuées.

Notre programme d'exercices

Offrez à votre organisme aussi bien exactement ce à quoi il est génétiquement adapté que ce dont il est avide, c'est-à-dire l'endurance, la force, le dynamisme des mouvements, le contrôle musculaire et l'étirement. C'est tout simple, grâce au sport ! Outre les sports d'endurance, nous vous recommandons la pratique de douze exercices spécifiques Liebscher & Bracht développés par nous (p. 80 – 103).

Les sports d'endurance

Nous vous conseillons les sports d'endurance sollicitant le plus grand nombre de groupes musculaires tels la marche nordique, le ski de fond, la natation, le vélo elliptique ou l'aviron.

Les exercices spécifiques Liebscher & Bracht

Les exercices Liebscher & Bracht comportent un entraînement d'étirement et de musculation extrêmement efficace. Ils contribuent à éradiquer systématiquement vos impasses fascio-musculaires (voir ci-contre) et ce faisant également les douleurs et les restrictions de vos mouvements. Simultanément, ils font en sorte que vos myokines (p. 73) se mettent pour ainsi dire à jaillir et qu'elles activent votre métabolisme.

En exécutant de manière régulière les exercices Liebscher & Bracht et en vous alimentant selon la méthode du jeûne intermittent, votre forme physique ainsi que votre niveau d'énergie s'amélioreront de façon continuelle. En fonction de votre situation individuelle, vous pouvez y ajouter l'entraînement d'endurance soit dès le début, soit lorsque vous éprouverez progressivement moins de douleurs et dès que vous pourrez bouger de mieux en mieux.

AVANT DE COMMENCER

Nous vous présentons ici douze exercices Liebscher & Bracht spécialement développés à l'intention de ce programme de deux semaines. Quatre exercices par jour seront suffisants. Vous devriez en outre entraîner votre endurance deux à trois fois par semaine pendant trente à quarante minutes.

CHAQUE EXERCICE SE COMPOSE EN RÉALITÉ DE TROIS EXERCICES PARTIELS

Au cours de respectivement la première et la dernière partie de chaque exercice, intensifiez autant que possible l'étirement. Puis, tandis que vous comptez double, alternez très rapidement aussi fortement que possible entre la contraction (puissance maximale) et le relâchement. Au moment du relâchement, intensifiez toujours à nouveau l'étirement, autant que votre organisme le permet. La position indiquée dans la partie centrale de chaque exercice est toujours destinée à être reproduite de la manière la plus fidèle possible. Le déroulement du double comptage est indiqué individuellement lors de la description de chaque exercice.

LE DOUBLE COMPTAGE

Contractez vos muscles de manière maximale lors du double comptage respectivement de la première et de la dernière partie de chaque exercice, relâchez-les pendant les pauses. Procédez donc comme suit : « un – un » - pause – « deux – deux » - pause – « trois – trois » - pause etc. Le comptage aussi bien lors de la première que de la dernière partie doit se dérouler à une vitesse permettant au nombre préconisé de contractions suivies des relâchements pendant lesquelles vous intensifiez l'étirement de durer respectivement environ une minute. Dans la partie centrale de l'exercice, le double comptage est destiné à intensifier autant que possible vos efforts vous permettant d'adopter les positions aussi correctement que possible. Vous employez ici toutes vos forces à reproduire exactement ces positions, le fait de compter double sert à vous y concentrer davantage. Pendant la pause, regagnez la position initiale sans compter.

L'INTENSITÉ DE L'ÉTIREMENT

Étirez les muscles respectifs jusqu'au moment de ressentir une douleur d'étirement dont l'intensité ne doit cependant jamais vous empêcher de respirer de manière détendue. En aucun cas, vous ne devez y opposer une tension physique ou mentale afin de pouvoir la supporter. La sensation devrait tout juste encore être positive. Sur une échelle, elle passerait dans la négative à partir de dix. Une valeur « juste encore positive » correspond à 9,9. Afin d'obtenir les meilleurs résultats, l'intensité de l'étirement devrait se situer entre un peu plus que huit et un peu moins de dix sur une échelle de dix.

LE DEGRÉ DE DIFFICULTÉ

Vous devez d'abord apprendre un certain nombre de ces exercices. C'est tout à fait normal mais ce sera plus facile de jour en jour. Veillez s'il vous plaît à perfectionner toujours davantage la position respective. C'est essentiel afin de ne plus ressentir du tout de douleurs un jour. Ne vous contentez pas par facilité de la variante la plus facile, mais entraînez-vous au contraire constamment jusqu'à ce que vous parveniez à exécuter parfaitement le mouvement préconisé.

L'INTENSITÉ DES CONTRACTIONS

Contractez toujours vos muscles autant que vous le pouvez. Plus vous sollicitez votre musculature, meilleurs seront vos résultats, l'élasticité de vos muscles augmentera plus rapidement, votre circulation sanguine et votre métabolisme s'intensifieront, vos muscles produiront davantage de myokines et votre poids se normalisera d'autant plus vite.

LE TEMPS

Si vous ne parvenez pas à exécuter le nombre de répétitions préconisées pendant le laps de temps indiqué ce n'est pas un problème. Vous allez vous améliorer. C'est le temps que vous y consacrez qui constitue la valeur indicative ! La partie de l'exercice est terminée dès que le temps respectivement indiqué est passé. Au fur et à mesure de votre entraînement, la vitesse représentera de moins en moins un problème.

AVANT DE COMMENCER

Pendant que vous effectuez ces exercices, portez des vêtements de sport amples et confortables ainsi que des chaussures de sport légères et souples adaptées à la gymnastique. Utilisez un tapis de gymnastique ou de yoga antidérapant posé sur le sol. Il est préférable de vous entraîner toujours avec les mêmes vêtements, sur le même tapis, au même endroit et à la même heure. Tout cela vous aide à construire une routine favorisant une exécution régulière des exercices Liebscher & Bracht au terme d'environ deux semaines. Vous verrez, bientôt ces exercices vous paraîtront aussi naturels que le brossage quotidien de vos dents.

INFORMATION

EN CAS DE DOULEURS INTENSES

En cas de douleurs intenses, de fibromyalgie, d'arthrose ou de lésions discales, de rhumatismes, de sclérose en plaques ou de maladie de Parkinson, vous pouvez consulter un thérapeute de la douleur selon Liebscher & Bracht (vous en trouverez également en Suisse) qui vous soignera avec notre méthode d'acupression. Vous parviendrez alors probablement aussi à exécuter progressivement ces exercices et l'entraînement d'endurance. Car quel que soit votre état, l'organisme peut et veut être entraîné durant toute la vie. Essayez, nous avons déjà vécu de nombreux petits miracles.

1. L'ÉTIREMENT VENTRAL – LE RELEVÉ DU FESSIER

L'étirement ventral vous libère des douleurs dans le bas du dos, de lésions de surcharge au niveau des disques intervertébraux ainsi que de l'arthrose de la hanche. Le relevé du fessier muscle la ligne antérieure du corps et développe les muscles biceps fémoraux, les mollets et les épaules.

L'ÉTIREMENT VENTRAL

- ① Positionnez-vous à quatre pattes puis reculez suffisamment vos genoux pour pouvoir laisser pendre confortablement votre bassin en poussant les aines en avant. Vos bras sont étendus à la verticale.
- Contractez en alternance vos genoux gauche et droit en les pressant le plus fortement possible contre le sol. Comptez double au moment de la contraction (« un- un »), puis relâchez la tension en abaissant l'aine encore davantage. Quarante répétitions pendant une durée totale d'environ une minute.

LE RELEVÉ DU FESSIER

- ② En partant de l'étirement ventral, poussez le fessier aussi haut que possible sans plier les genoux. Essayez ce faisant de rapprocher les talons aussi près que possible du sol. Pendant l'étirement maximal, lorsque le fessier se

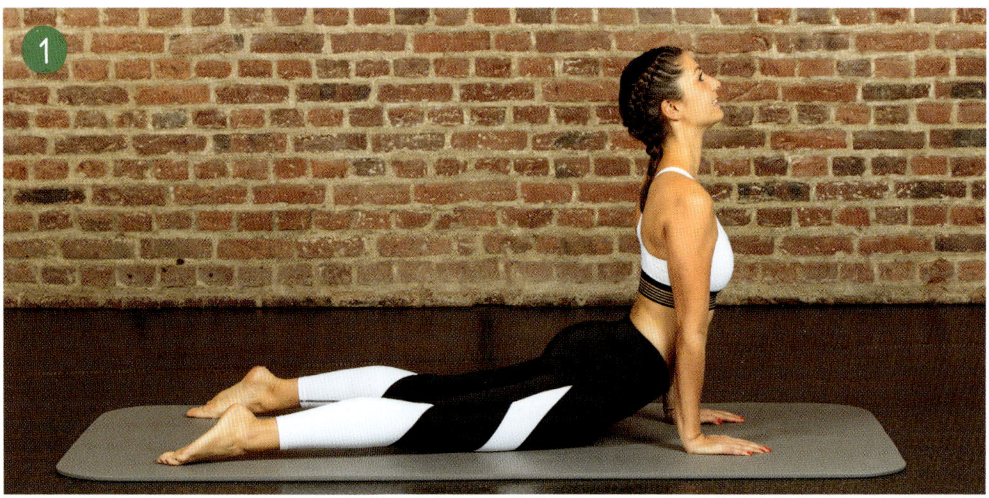

trouve tout en haut, comptez double (« un - un »).

- Retournez ensuite le plus rapidement possible à la posture de l'étirement ventral (« en bas - en bas »). Répétez vingt fois en alternance la montée et la descente du fessier. Durée environ une minute.

L'ÉTIREMENT VENTRAL

- Répétez quarante fois le premier passage de la contraction alternée de vos genoux. Durée environ une minute.
- Pour finir, restez le temps de quelques respirations assis sur les talons en laissant reposer le torse sur les cuisses et les bras le long des mollets.

VARIANTE

- 3 Pliez un genou en posant le pied contre la face intérieure de la jambe allongée.

ASTUCE

CONSEIL D'ENTRAÎNEMENT

- Si vous avez du mal à vous appuyer sur vos bras étendus, vous pouvez également effectuer cet exercice en prenant appui sur vos avant-bras.
- Si vous manquez de force pour relever totalement votre fessier, commencez par monter dans un premier temps aussi haut que vous pouvez.
- Si vous ne parvenez pas à exécuter le nombre de répétitions indiquées, effectuez-en autant que possible et arrêtez-vous à peu près une fois le temps préconisé écoulé.

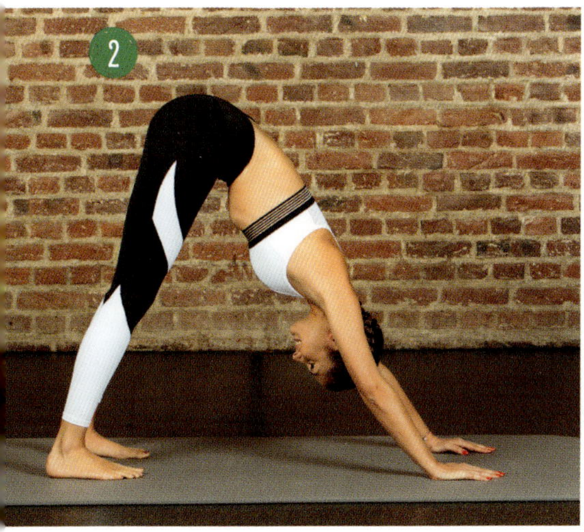

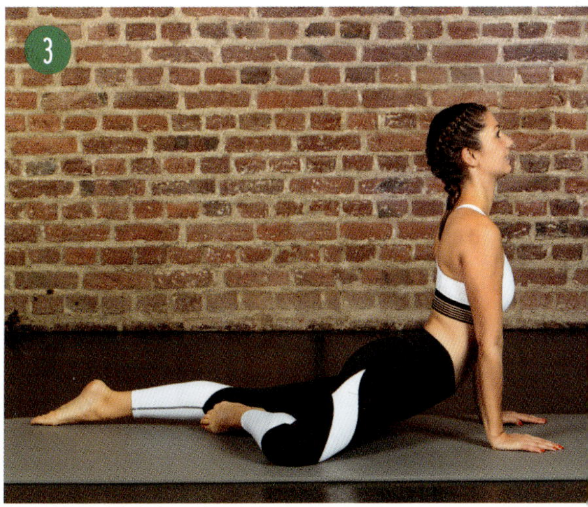

2. L'EXERCICE DU FESSIER – LE RELEVÉ DU BASSIN

L'exercice du fessier libère les articulations des hanches, le fessier et le bas du dos de douleurs et prévient l'arthrose des articulations des hanches. Le relevé du bassin renforce le fessier, le dos et les jambes. La mobilité de la hanche est augmentée.

L'EXERCICE DU FESSIER

- (1) Vous êtes assis au sol, la jambe antérieure gauche est pliée dans un angle de 90 degrés de façon à ce que le bas de la jambe soit posé transversalement devant vous. Étirez la jambe droite aussi loin que possible à l'arrière. Le cou-de-pied touche le sol. Le torse reste aussi vertical que possible.
- Pressez maintenant le pied antérieur et le genou postérieur aussi fortement que possible contre le sol. Comptez double au moment de cette contraction (« un- un »), relâchez la tension et essayez de positionner votre tronc encore davantage à la verticale et de pousser l'aine gauche encore un peu plus en direction du talon droit (« encore – encore »).
- Répétez ce mouvement vingt fois (durée environ trente secondes). Puis changez de côté et répétez l'exercice en posant cette fois la jambe droite devant. Durée environ trente secondes.

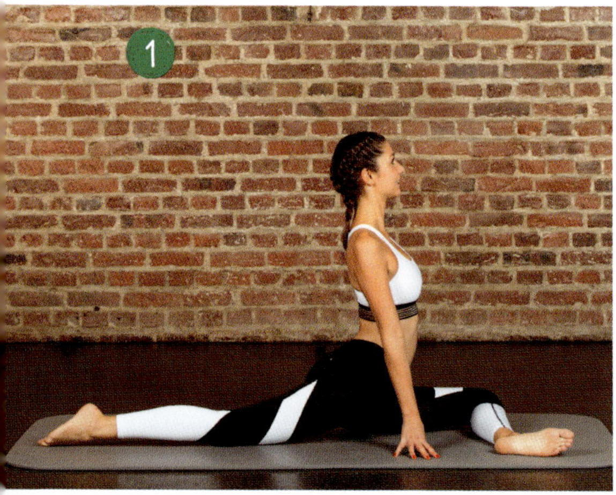

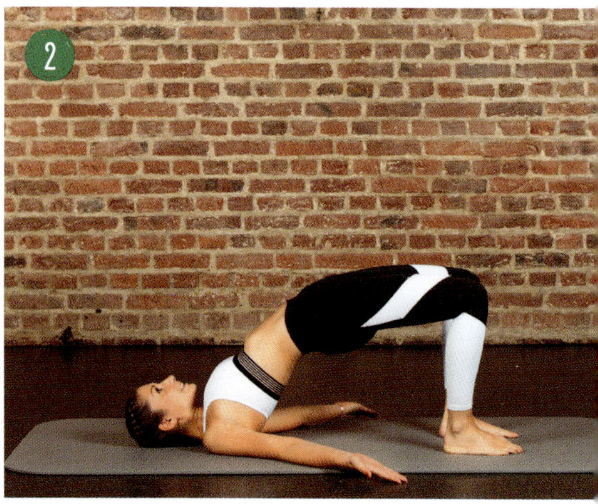

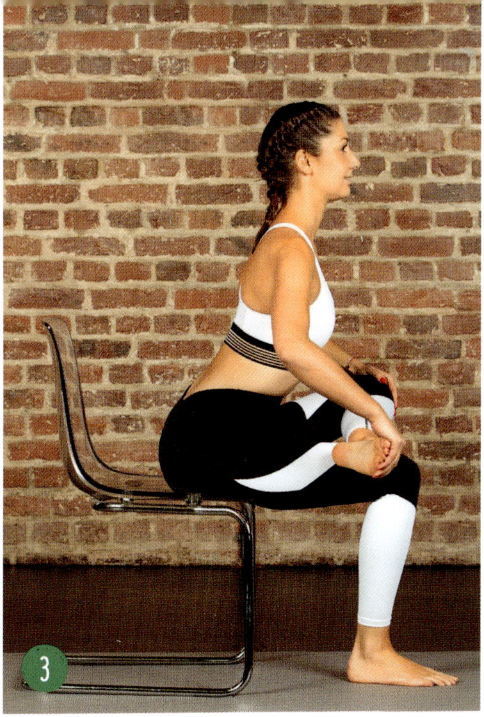

VARIANTE

- ③ Si vous ne parvenez pas du tout à exécuter ces mouvements au sol, asseyez-vous sur une chaise, posez le bas d'une jambe transversalement sur l'autre cuisse et penchez-vous aussi loin que possible en avant tout en gardant le tronc absolument droit (de préférence en cambrant fortement les reins) jusqu'à ressentir l'étirement au niveau du fessier, puis effectuez une contraction avec le bas de la jambe vers le bas contre la cuisse. Vous avez ainsi quasiment effectué la moitié de l'exercice complet.

VARIANTE 2

- ④ Si vous êtes déjà suffisamment entraîné du point de vue étirements, vous pouvez encore intensifier l'exercice en décollant votre fessier du sol et en vous appuyant sur vos bras afin de faire flotter votre bassin le plus horizontalement possible dans l'air. Dans cette position, le bassin est la plupart du temps très éloigné du sol. Si vous accentuez l'étirement il s'abaisse davantage.

LE RELEVÉ DU BASSIN

- ② En position allongée sur le dos, les genoux fléchis, relevez votre bassin aussi haut que possible en comptant double (« un- un ») jusqu'à ce que vous soyez arrivé en haut. Abaissez ensuite votre bassin sans compter (« en bas – en bas »). Répétez vingt fois. Durée environ une minute.

L'EXERCICE DU FESSIER

- Reprenez à nouveau la position initiale de la partie 1. Effectuez comme au début vingt contractions avec la jambe gauche devant, suivies de vingt contractions avec la jambe droite posée devant. Durée environs 30 secondes par côté.

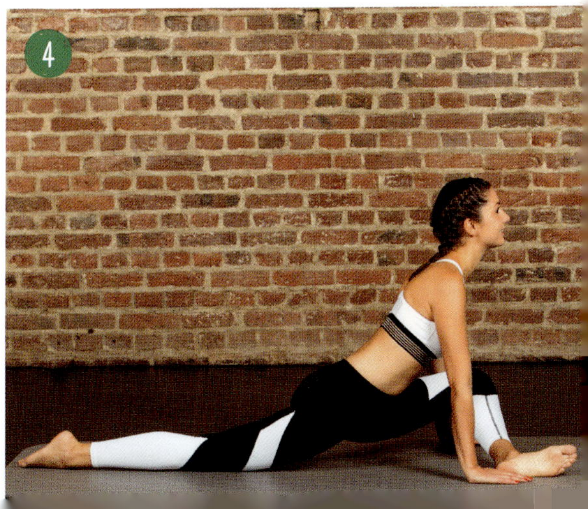

3. L'ÉTIREMENT DE LA COLONNE VERTÉBRALE LE REDRESSEMENT ASSIS

L'étirement de la colonne vertébrale apporte de la flexibilité au dos dans son ensemble, au grand fascia inférieur du dos, à la nuque, au fessier et aux impasses situées au niveau des parties arrière et extérieures des jambes. Le redressement assis fortifie le muscle ilio-psoas et la musculature abdominale.

L'ÉTIREMENT DE LA COLONNE VERTÉBRALE

- (1) Asseyez-vous sur votre tapis de yoga les jambes légèrement fléchies, attrapez de votre main gauche le haut de la nuque tandis que vous tenez vos deux avant-pieds de la main droite. À l'aide de la main droite, étirez votre buste aussi loin que possible vers l'avant et à l'aide de la main gauche, votre tête aussi bas que possible.
- Dans cette position, établissez une tension maximale en poussant votre dos vers l'arrière et votre tête vers le haut. Comptez double au moment de cette contraction (« un - un »), relâchez ensuite la tension tout en renforçant l'étirement vers l'avant et vers le bas à l'aide de vos deux mains (« allez – allez »). Répétez en tout quarante fois. Durée environ une minute.

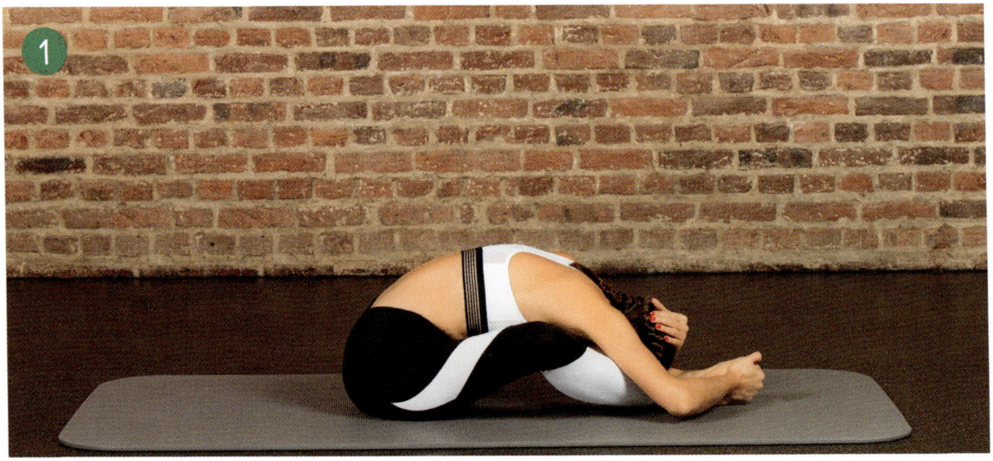

LE REDRESSEMENT ASSIS

- (2) Partant de la position allongée sur le dos, les jambes légèrement fléchies, relevez votre buste en le penchant le plus loin possible en avant. Ce faisant, vos bras s'étendent le plus loin possible vers l'avant. Comptez double tandis que vous étendez les bras en avant, puis retournez à la position allongée (« un- un » - « en bas – en bas »). Répétez en tout vingt fois. Durée environ une minute.
- (3) Étirez-vous aussi loin que possible vers l'avant.

INFORMATION

SOYEZ PATIENT

Si vous ne parvenez pas tout de suite à vous redresser complètement ou si vous n'arrivez pas à exécuter le nombre de répétitions dans l'intervalle indiqué, commencez par exécuter les deux autant qu'il vous est possible et améliorez vos performances avec le temps. En fait, toute la puissance doit provenir des muscles abdominaux et non pas de la traction de vos bras ou de votre élan.

L'ÉTIREMENT DE LA COLONNE VERTÉBRALE

- Attrapez ensuite vos deux avant-pieds de votre main gauche tandis que vous tenez le haut de la nuque de la main droite et répétez l'étirement de la colonne vertébrale.

VARIANTE

- Si vous avez du mal à exécuter cet exercice et que vous ne parvenez pas facilement à attraper vos pieds à partir de cette position des jambes, utilisez soit nos sangles de suspension Liebscher & Bracht, soit une serviette ou encore une ceinture adaptée en guise d'auxiliaire.

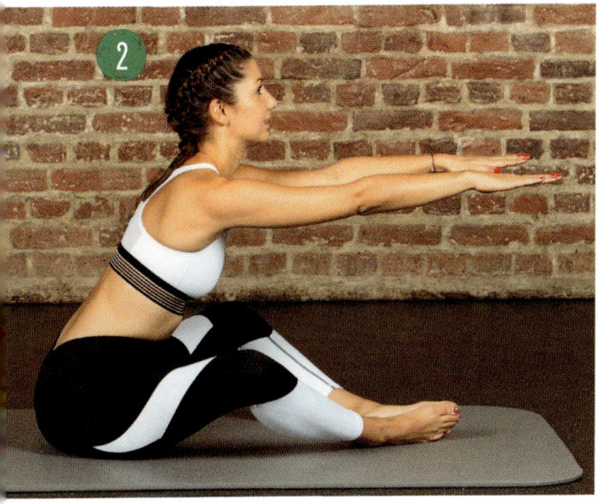

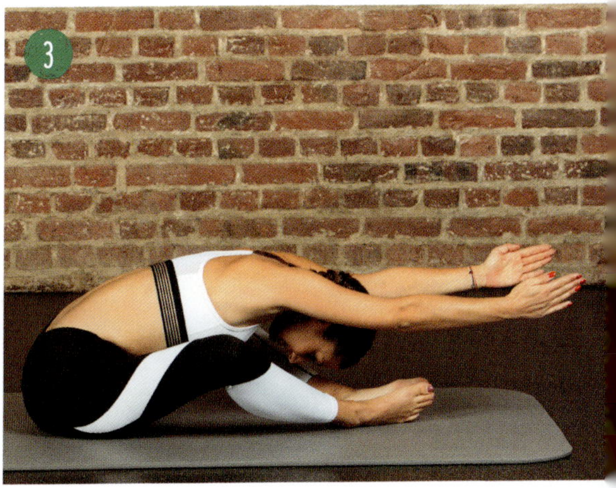

4. L'ÉTIREMENT DE LA CUISSE LA FLEXION DES GENOUX

Cet exercice prévient ou élimine les douleurs du genou, même en présence d'arthrose, de lésions au niveau du ménisque ou des ligaments. L'accroupissement en pliant fortement les genoux renforce les muscles et les fascias qui protègent les articulations.

L'ÉTIREMENT DE LA CUISSE

- ① En position allongée sur le ventre pressez fortement votre aine droite contre le sol. Attrapez de la main droite le cou-de-pied droit et de la main gauche l'avant-pied droit et étirez ce pied autant que possible en direction du fessier. Au moment de la contraction, poussez le pied dans la direction opposée et pressez l'aine contre le sol. Maintenez la tension pendant le double comptage (« un - un »), puis relâchez-vous en continuant d'étirer le pied en direction du fessier (« allez – allez »). En tout vingt fois à droite. Durée environ trente secondes.
- Répétez ensuite la même opération également vingt fois avec votre pied gauche.

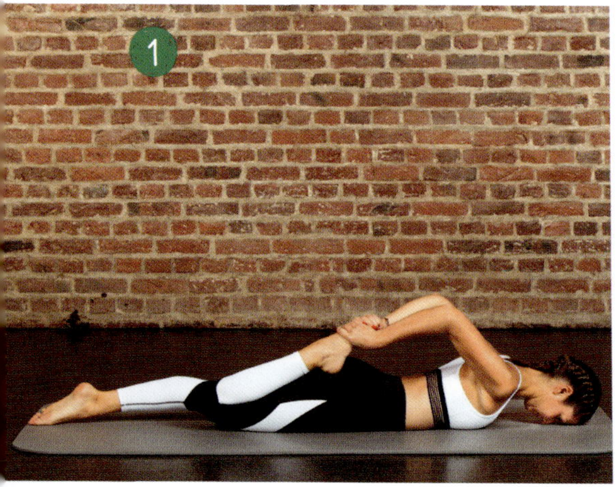

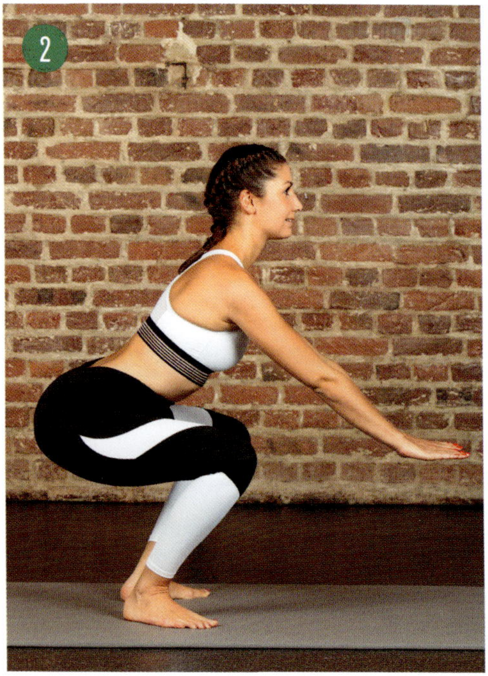

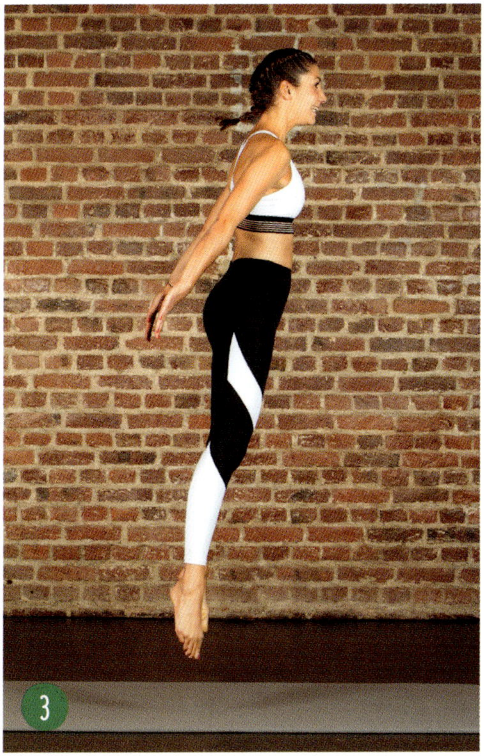

3

LA FLEXION DES GENOUX

- 2 En position debout, écartez vos jambes environ à la largeur des épaules, les pieds sont légèrement dirigés vers l'extérieur. Créez une tension permettant une rotation vers l'extérieur au niveau du bas de la jambe. Abaissez maintenant le bassin aussi bas que possible en fléchissant les genoux. Ce faisant, maintenez le tronc aussi long et droit que possible. Les talons restent au sol. Comptez double en exerçant le mouvement (« un - un »).

- 3 Redressez-vous en faisant un saut si possible. Répétez en tout vingt fois. Durée environ une minute.

L'ÉTIREMENT DE LA CUISSE

- Reprenez la position allongée sur le ventre et répétez le premier passage d'abord avec la jambe droite, ensuite avec la jambe gauche. Durée de nouveau respectivement trente secondes.

VARIANTE

- Si vous avez du mal à attraper votre pied avec les deux mains, il peut être utile de « rallonger » vos bras à l'aide de sangles de suspension, d'une serviette ou encore d'une ceinture adaptée. C'est important dans la mesure où lors de cet exercice les aines doivent absolument être pressées contre le sol AVANT de tirer votre pied en direction du fessier.

INFORMATION

ACCROCHEZ-VOUS

Si vous ne parvenez pas à vous accroupir sans lever le talon en fléchissant les genoux, ne vous découragez pas, mais persévérez dans votre entraînement. À chaque nouvel exercice, l'ensemble de votre équilibre statique, la commande, ainsi que l'étirement de certains muscles s'amélioreront. Essayez de vous accroupir toujours davantage au moment de chaque double comptage.

5. L'ÉTIREMENT DE L'ARRIÈRE DE LA JAMBE LE RELEVÉ DES JAMBES

L'assouplissement de l'arrière de la jambe soulage le genou, vous libère des douleurs du genou et du creux poplité, prévient l'arthrose du genou ainsi que les lésions du ménisque et fait baisser le risque de maladies cardio-vasculaires.

L'ÉTIREMENT DE L'ARRIÈRE DE LA JAMBE

- 1 Assis sur le sol, étendez vos deux jambes parallèlement loin devant vous. Entourez vos deux avant-pieds de vos mains ou à défaut de sangles de suspension, d'une serviette ou encore d'une ceinture adaptée (voir information). Ce faisant, maintenez votre dos aussi droit que possible, donc plutôt cambré. Poursuivez l'étirement jusqu'au moment où vous sentez un tiraillement au niveau des creux des genoux. Au moment de la contraction poussez vos pieds en avant tandis que vous tirez le torse en arrière en comptant double. Relâchez-vous en intensifiant l'étirement vers l'avant (« un - un » - « allez – allez »). Répétez quarante fois. Durée environ une minute.

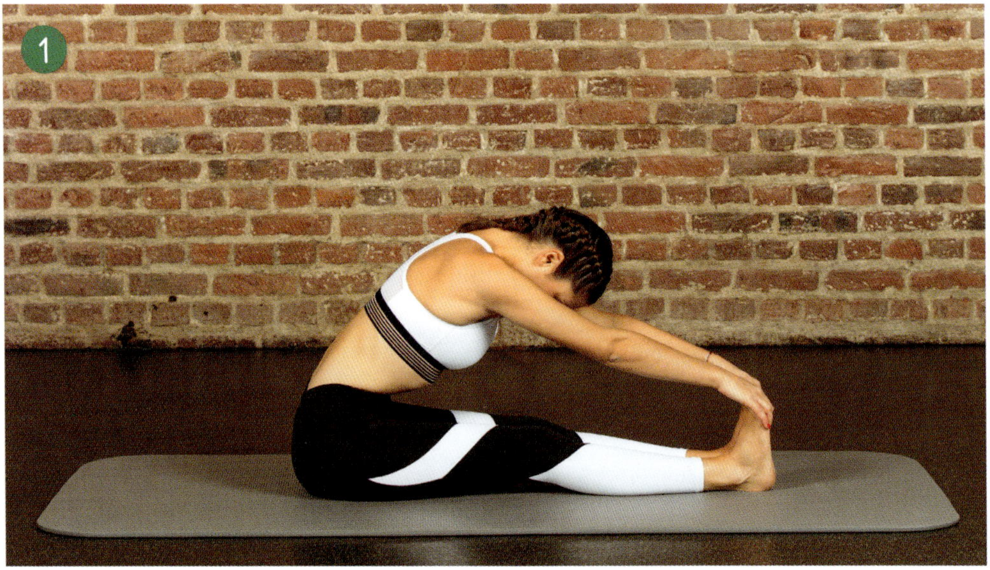

LE RELEVÉ DES JAMBES

- **2** Vous êtes en position allongée sur le dos, les deux pieds sont tournés vers le haut dans un angle de 90°, vos deux mains derrière la nuque. Levez la jambe droite étendue aussi haut que possible tout en levant le coude gauche en direction de votre genou droit en comptant double, reposez ensuite votre jambe droite (« un- un » - « en bas – en bas »). Exécutez ce mouvement ensuite avec la jambe gauche. En tout vingt répétitions. Durée environ une minute.

L'ÉTIREMENT DE L'ARRIÈRE DE LA JAMBE

- Remettez-vous en position assise et répétez le premier passage. Durée environ une minute.

INFORMATION

LES AUXILIAIRES

Privilégiez l'utilisation de sangles de suspension, d'une serviette ou encore d'une ceinture adaptée afin de pouvoir atteindre vos pieds tout en maintenant vos jambes parfaitement étendues et le dos droit.
Au cas où le talon de la jambe étendue sur le sol se trouverait à quelque distance du sol lorsque vous étendez vos jambes, posez tout simplement un livre suffisamment épais sous votre talon.

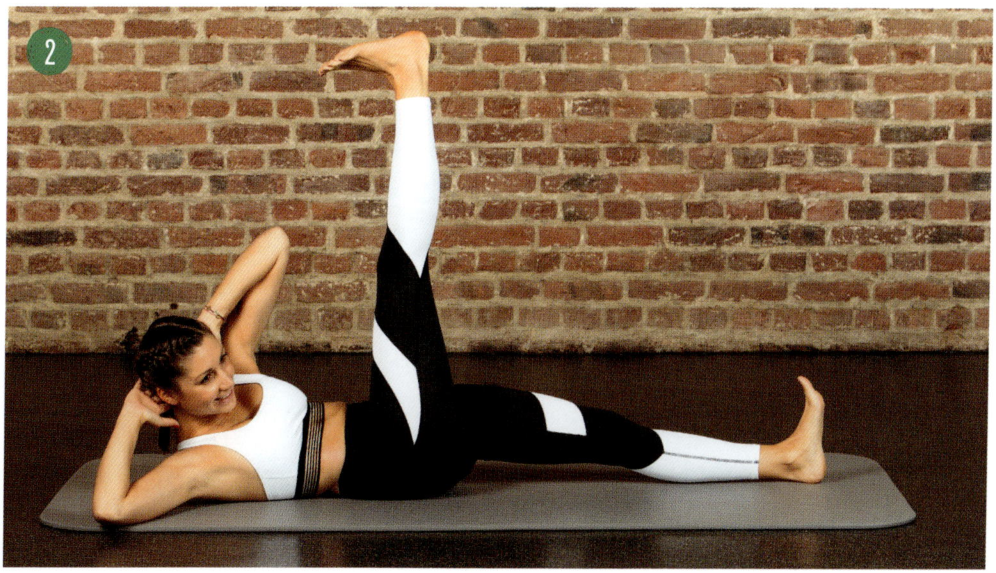

6. L'ÉTIREMENT DU BUSTE L'ÉTIREMENT DORSAL

Cet exercice vous libère des douleurs de l'épaule, aide à éliminer le conflit sous acromial de l'épaule ou la capsulite rétractile de l'épaule et prévient également l'arthrose de l'épaule. La rotation diminue les tensions au niveau de la colonne vertébrale. L'étirement dorsal renforce les muscles postérieurs.

L'ÉTIREMENT DU BUSTE

- (1) En position allongée sur le ventre, étendez votre bras droit en formant un angle de 45 degrés au-dessus de votre épaule. Créez maintenant un étirement au niveau de l'épaule droite en vous redressant à l'aide de votre bras gauche et grâce à la rotation corporelle. Au moment de la contraction, pressez aussi fortement que possible votre bras droit contre le sol en comptant double. Relâchez-vous en intensifiant l'étirement (« un - un » - « allez – allez »). En tout vingt fois. Durée environ trente secondes.
- Répétez vingt fois avec le bras gauche. Durée également trente secondes

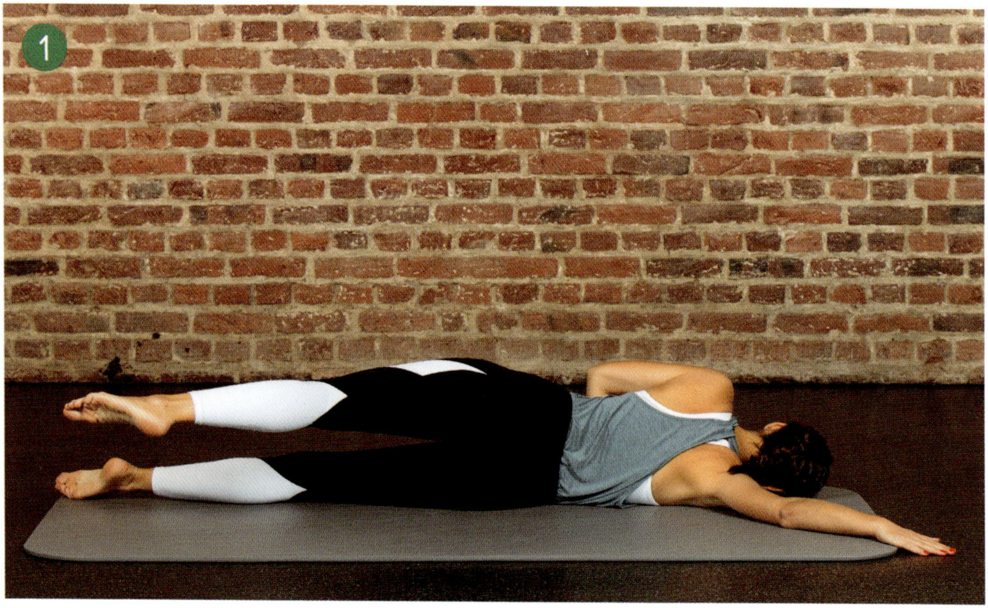

L'ÉTIREMENT DORSAL

- 2 En position allongée sur le ventre, soulevez quarante fois simultanément vos bras et vos jambes. Comptez double au moment de lever les bras et les jambes (« un- un » - « en bas – en bas »). Durée environ une minute.

L'ÉTIREMENT DU BUSTE

- Pour le dernier passage, répétez l'étirement du buste respectivement trente secondes par côté.

VARIANTE

- Si vous ne parvenez pas à toucher le sol avec un angle de 45 degrés, vous pouvez dans un premier temps réduire l'angle, donc effectuer l'exercice avec un angle plus petit. Avec le temps, vous parviendrez à atteindre l'angle de 45 degrés.

> **INFORMATION**
>
> **DÉVELOPPER LA PUISSANCE**
>
> Si dans un premier temps vous avez du mal à soulever les bras et les jambes concomitamment, commencez d'abord uniquement avec les bras. En dévelop-pant votre puissance au fur et à mesure, vous pourrez progressivement adjoindre les jambes au mouvement.

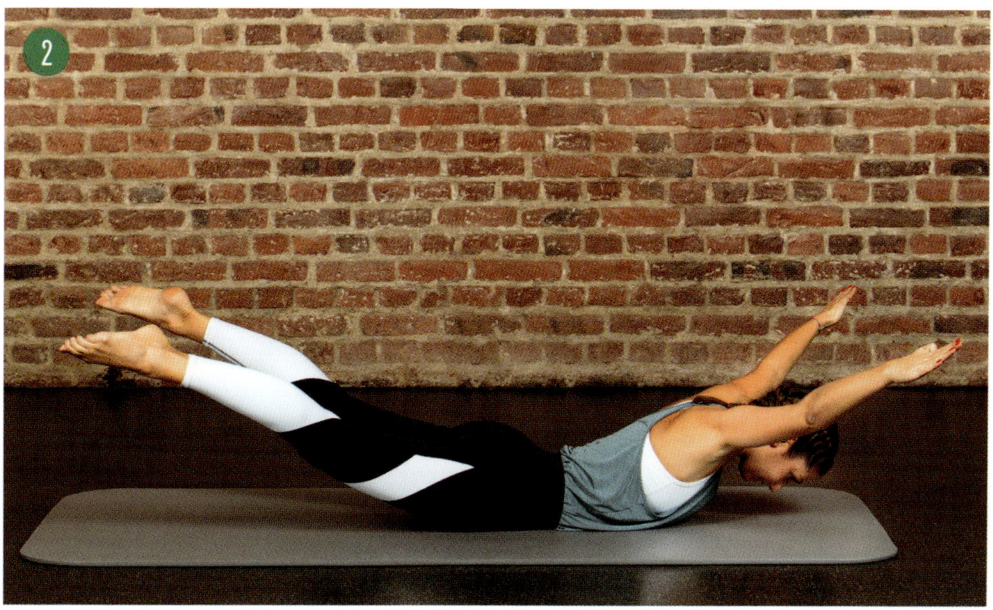

7. L'ÉTIREMENT DU MOLLET-LES FENTES

Cet exercice libère le genou de tensions arrière trop élevées pouvant être préjudiciables à l'articulation, prévient ou répare les kystes de Baker et élimine les douleurs du genou. Les fentes entraînent le muscle quadriceps fémoral et le fessier et assouplissent les hanches.

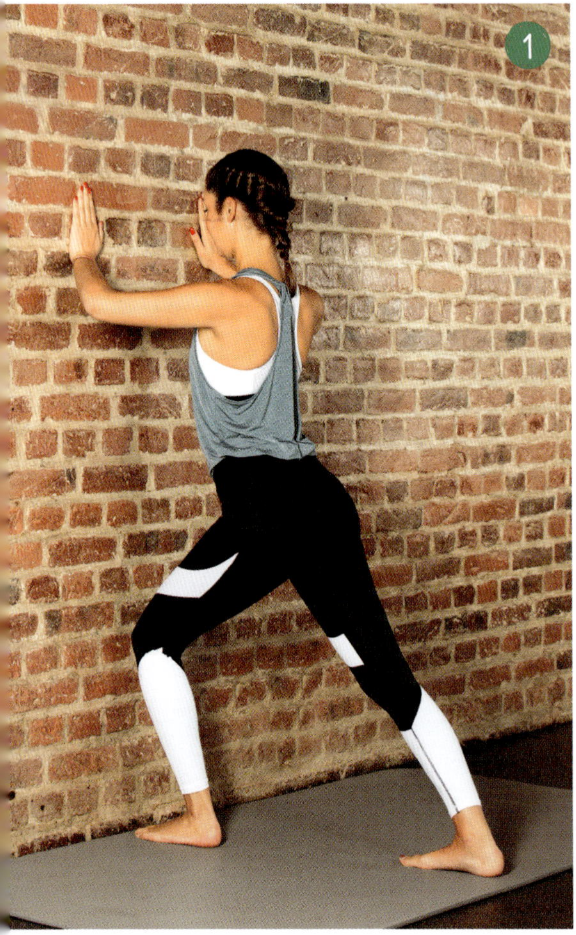

L'ÉTIREMENT DU MOLLET

- 1 Positionnez-vous debout face à un mur et appuyez-vous sur vos deux mains. Ce faisant, reculez le pied droit d'environ un pas et demi. Les deux pointes de vos pieds sont orientées en direction du mur, les deux talons touchent le sol. Fléchissez maintenant votre genou gauche jusqu'au moment de ressentir un étirement au niveau du haut du mollet droit.
- Au moment de la contraction, poussez votre avant-pied droit contre le sol comme si vous vouliez vous mettre sur la pointe des pieds. Au terme de la contraction, accentuez encore l'étirement (« un - un » - « allez – allez »). Répétez vingt fois par jambe. Durée environ 45 secondes.
- Exercice POUR LES CONFIRMÉS : En basculant progressivement votre buste bien droit (évitez de vous cambrer) lentement vers l'arrière au niveau du pivot de la hanche vous ressentirez en outre une forte tension dans l'aine droite. Vous étirez ce faisant simultanément votre muscle ischio-jambier droit.

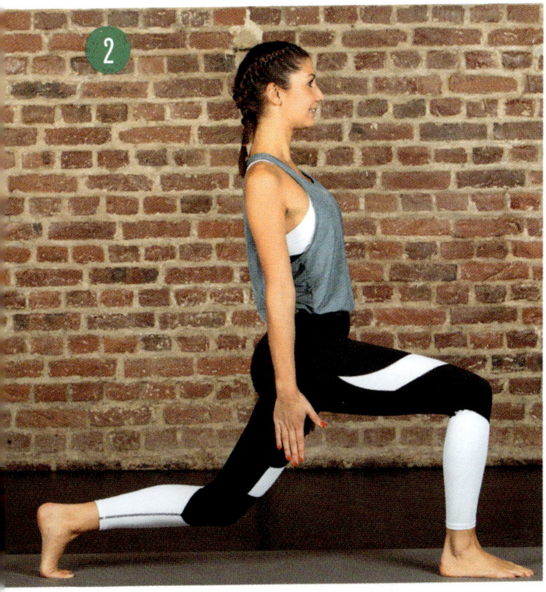

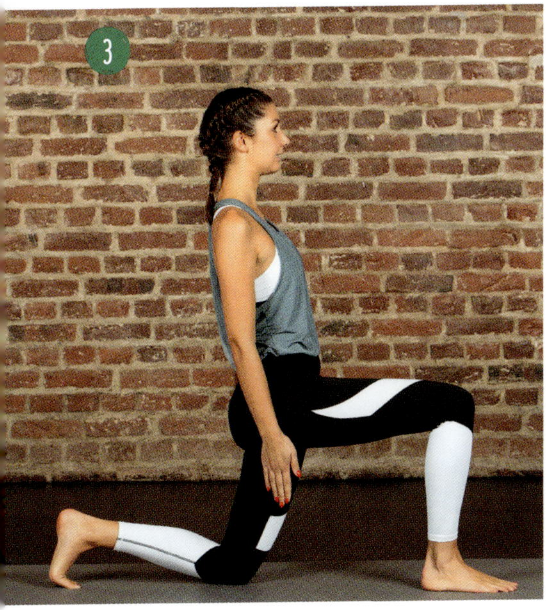

INFORMATION

POUR LES CONFIRMÉS ET LES DÉBUTANTS

Si vous ne disposez pas de point d'appui, vous pouvez également effectuer cet exercice sans vous appuyer.

Si vous n'avez pas encore assez de forces pour les fentes, ne descendez pas complètement jusqu'au sol. Essayez cependant de vous en rapprocher progressivement.

LES FENTES

- 2 Effectuez dans un premier temps une grande fente à droite avec la jambe droite et poussez ensuite votre jambe gauche vers le haut dans la position de la flexion du genou sur une seule jambe en comptant double (« un - un »).
- 3 Reposez ensuite votre jambe gauche sur le genou (« en bas – en bas »). Répétez cette série de mouvements vingt fois au total, durée environ 1 minute et demie.
- Effectuez maintenant la fente vingt fois à gauche à l'aide de la jambe gauche. Durée environ 1 minute et demie.

L'ÉTIREMENT DU MOLLET

- Pour finir, répétez l'étirement du mollet respectivement pendant 45 secondes de chaque côté.

8. L'EXERCICE DU TRICEPS L'APPUI FACIAL À QUATRE PATTES

Voilà un exercice idéal contre les douleurs de l'épaule, qui est également efficace en cas de calcification de l'épaule, de capsulite rétractile ou de conflit sous acromial de l'épaule, il prévient également l'arthrose de l'articulation de l'épaule. Il renforce et stabilise l'ensemble de la région de l'épaule.

L'EXERCICE DU TRICEPS

- ❶ Allongé en position ventrale, étendez votre bras droit dans le prolongement de votre corps. Pliez le coude de façon à pouvoir poser votre main droite sur l'épaule droite. Abaissez maintenant du bout des doigts de la main gauche le poignet droit tout en pressant le creux de l'aisselle droit et le coude droit contre le sol, puis établissez une tension en poussant votre main droite en haut contre votre main gauche qui la maintient (« un – un »).
- Après la contraction, accentuez l'étirement à chaque fois encore davantage (« allez – allez »). Répétez en tout vingt fois. Durée environ 45 secondes.
- Répétez cet exercice vingt fois du côté gauche pendant environ 45 secondes.

L'APPUI FACIAL À QUATRE PATTES

- ❷ Positionné à quatre pattes, pliez les bras pour pouvoir rapprocher votre nez du sol en appui facial. Comptez double en descendant, puis remontez jusqu'à ce que vos bras soient

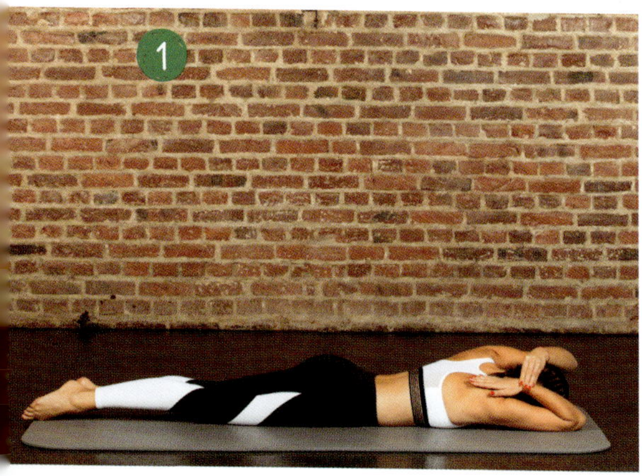

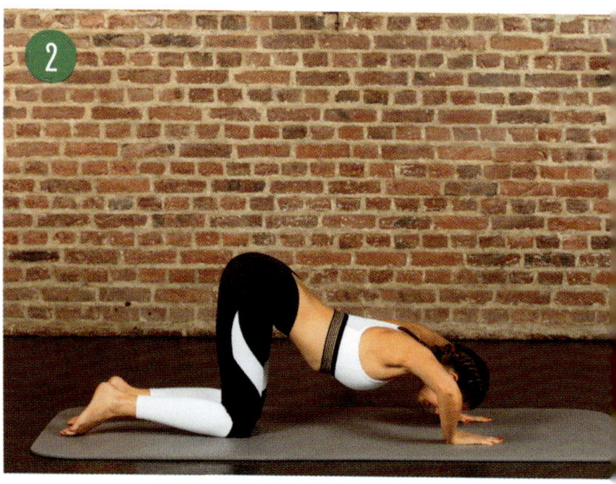

étendus (« un – un » - « en haut – en haut »). Répétez en tout quarante fois. Durée environ une minute et demie.

- En fonction de votre force physique, avancez sur les bras autant que possible lors de votre première tentative, au maximum jusqu'à ce que vos bras se trouvent à la position verticale et que vos genoux soient totalement étendus de sorte à vous retrouver sur la pointe des pieds.

L'EXERCICE DU TRICEPS

- Retournez à la position allongée sur le ventre et répétez l'exercice du triceps.

VARIANTE

- 3 En procédant comme suit, vous parviendrez à exécuter cet exercice même si vous n'êtes quasiment pas entraîné. Pour ce faire, commencez à quatre pattes et avancez sur vos mains jusqu'au moment de vous apercevoir que la sollicitation de vos bras par le poids croissant devient telle que vous pouvez tout juste exécuter les quarante pompes. La bonne nouvelle c'est que même en cours de l'exercice vous pouvez corriger à tout instant votre position en reculant vos mains. En avançant sur vos mains, vous agrandissez la difficulté, en reculant, vous en diminuez le degré.

ASTUCE

ALTERNATIVES

Si la position allongée sur le ventre vous est désagréable, vous pouvez également exécuter l'exercice du triceps debout en vous appuyant contre un mur.

Si vos genoux sont douloureux pendant l'exercice de l'appui facial, vous pouvez tout simplement les poser sur une couverture pliée ou sur une serviette.

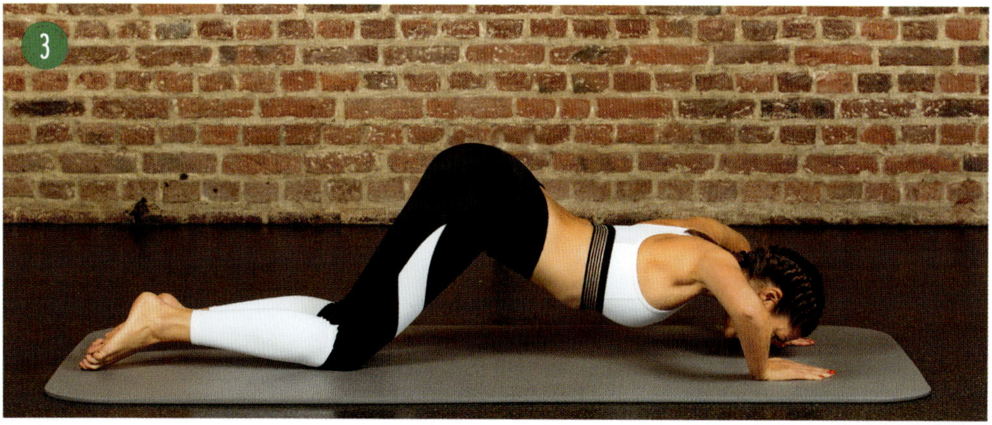

9. L'ÉTIREMENT DE LA NUQUE LE GAINAGE DORSAL

L'étirement de la nuque libère les vertèbres cervicales d'une tension excessive responsable de l'élongation, élimine les douleurs au niveau de la tête et de la nuque et prévient les lésions discales. Le gainage dorsal libère les épaules tout en renforçant le dos et le fessier.

L'ÉTIREMENT DE LA NUQUE

- 1 Adoptez la position confortablement assise de votre choix, si vous le désirez vous pouvez également vous asseoir sur une chaise. Maintenez le rachis lombaire et thoracique droit tout en levant le sternum. Tournez alors votre tête de 45 degrés à droite. Pliez votre coude droit tout en abaissant votre épaule droite au maximum.
- 2 Passez ensuite votre main gauche sur votre tête et tirez-la doucement vers l'avant et en bas à gauche. Établissez maintenant à l'aide de votre tête une tension en opposant une résistance à cette main gauche qui la maintient, en tout vingt fois.
- Après chaque contraction, intensifiez l'étirement toujours davantage (« un – un » - « allez – allez »).

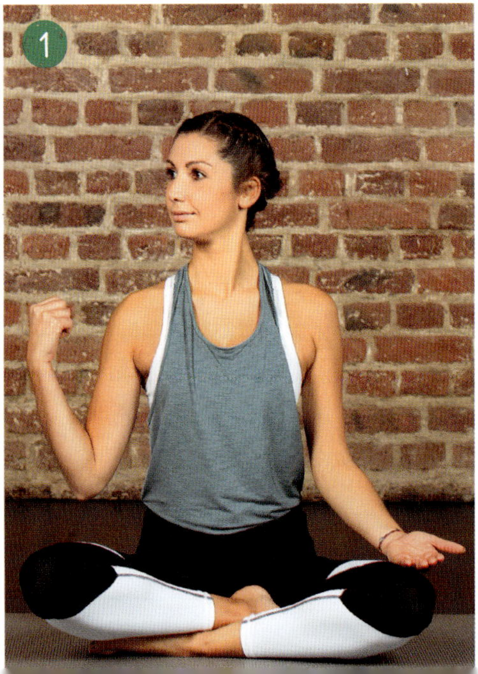

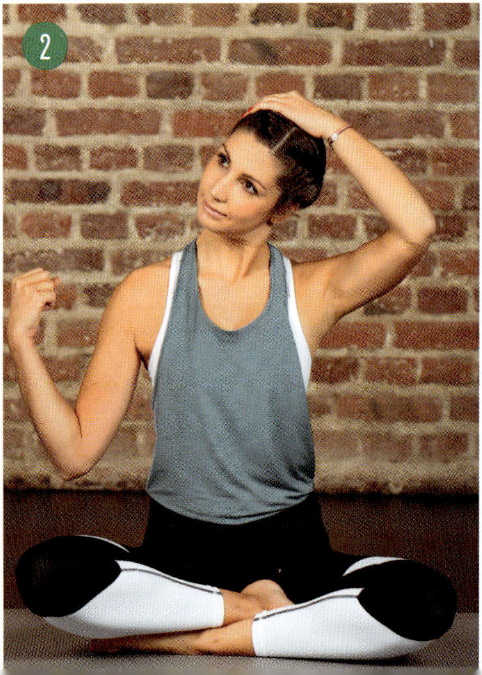

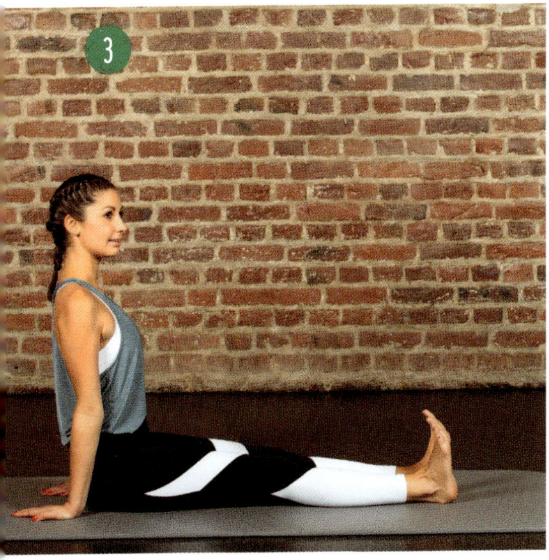

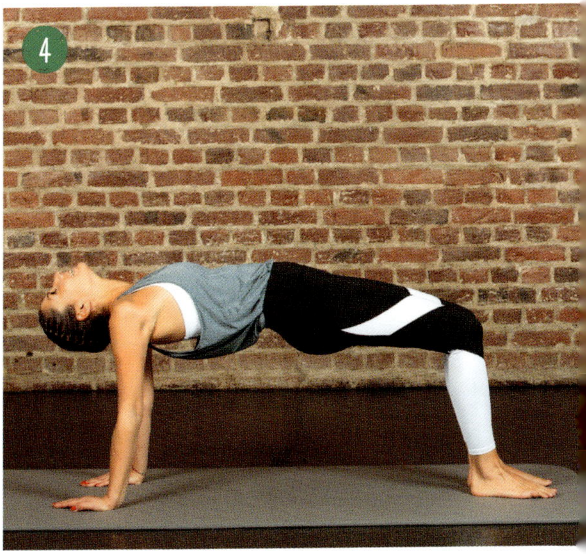

- Étirez ensuite le côté gauche de la nuque. En tout environ 40 fois en une minute et demie.

LE GAINAGE DORSAL

- 3 Asseyez-vous par terre les jambes étendues et appuyez-vous sur vos mains posées de chaque côté du postérieur.
- 4 Avancez maintenant votre bassin et montez-le en hauteur. Ce faisant comptez double et étendez votre tête vers l'arrière. Le rachis cervical reste constamment droit. En tout vingt fois, durée environ une minute.

L'ÉTIREMENT DE LA NUQUE

- Lors du dernier passage, répétez l'étirement de la nuque respectivement pendant 45 secondes par côté.

ASTUCE

BÂTIR DE LA PUISSANCE

Lorsque vous relevez le bassin, il est possible que la position atteignable soit limitée par une mobilité restreinte de l'épaule ou un manque de force. Exécutez dans ce cas l'exercice aussi loin que possible et essayez de parvenir à monter toujours davantage au fur et à mesure de votre entraînement.

10. L'ÉTIREMENT LATÉRAL DU CORPS
LE GAINAGE COSTAL SUR LE COUDE

Cet exercice étire le corps latéralement. Ce faisant, il vous libérera de douleurs lombaires et de douleurs au niveau des hanches ainsi que de celles situées sur la face extérieure des jambes et des genoux. Le gainage costal renforce les lignes latérales et les étire de manière dynamique.

L'ÉTIREMENT LATÉRAL DU CORPS

- **1** Tenez la sangle de suspension de la main droite. En position debout, posez-y le pied droit. Attrapez maintenant la sangle de la main gauche en passant par l'arrière tout en faisant un pas en avant du pied gauche. Positionnez votre pied droit aussi loin que possible à gauche derrière la jambe gauche.
- **2** Renforcez l'étirement en positionnant votre avant-bras droit au-dessus de la tête et en vous laissant entraîner encore davantage vers la gauche dans l'étirement latéral à l'aide de la sangle.

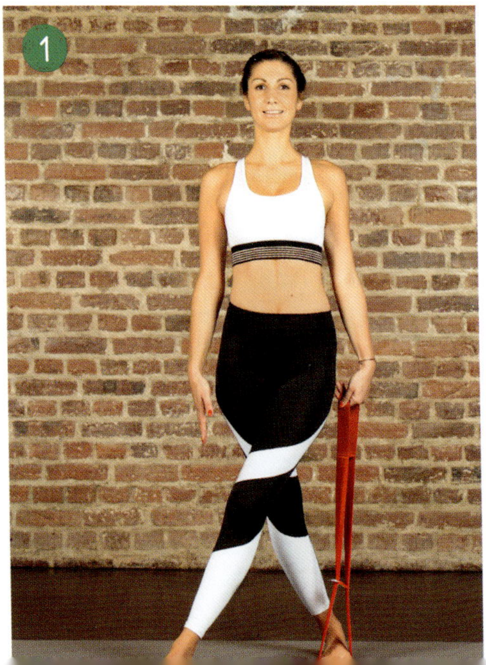

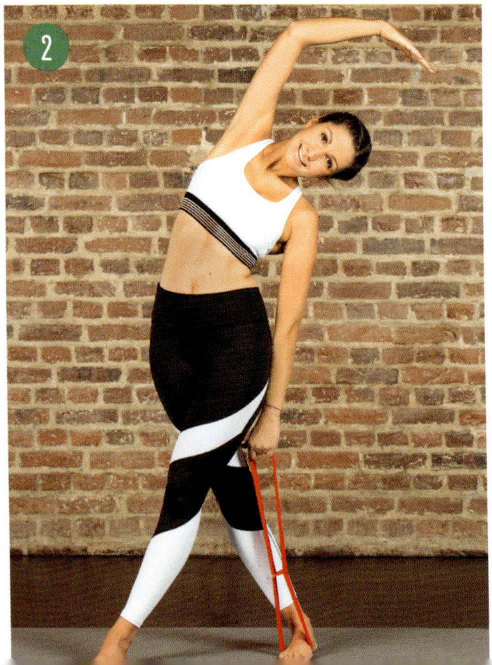

- Établissez maintenant une résistance en tirant vingt fois votre torse dans la direction opposée à la sangle. Après cette contraction, intensifiez à chaque fois l'étirement encore davantage (« un – un » - « allez – allez »). Durée environ une minute.
- Répétez du côté gauche.

LE GAINAGE COSTAL SUR LE COUDE

- 3 Adoptez la position de gainage costal sur l'avant-bras droit. Posez votre pied gauche sur la cheville droite et levez votre bassin aussi haut que possible. Comptez « un – un » et descendez en position de gainage. En tout vingt répétitions en 30 secondes.
- Répétez du côté gauche.

L'ÉTIREMENT LATÉRAL DU CORPS

- Répétez l'exercice de l'étirement latéral du corps des deux côtés.

ASTUCE

PUISSANCE ET ÉQUILIBRE

Si vous avez des difficultés à garder votre équilibre au début, prenez tout simplement appui sur une rampe, une table ou le dossier d'une chaise.
Si vous avez du mal à maintenir le gainage costal, appuyez-vous avec l'autre main ou la jambe supérieure sur le sol le temps d'avoir gagné suffisamment de puissance. La force croissante apporte la sécurité, vous finirez alors par réussir l'exercice.

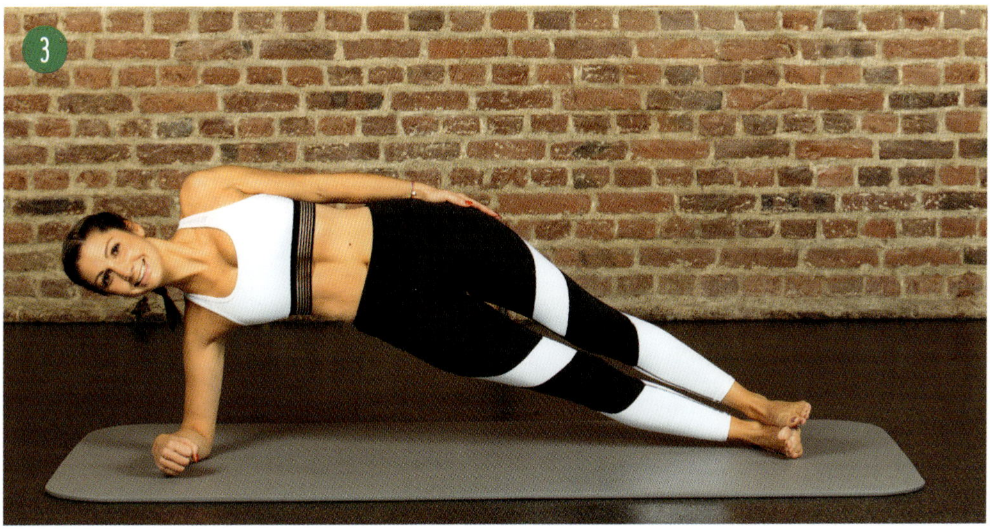

11. L'ÉTIREMENT ÉPAULES-BUSTE

LE PIVOTEMENT DU BASSIN EN APPUI FACIAL SUR LES COUDES

L'étirement épaules-buste libère votre épaule et le côté latéral du dos de tensions excessives, élimine les douleurs au niveau des épaules et en augmente la mobilité. L'appui facial stabilise toute la région de l'épaule et renforce tous les muscles abdominaux.

L'ÉTIREMENT ÉPAULES-BUSTE

- 1 En position de quadrupède, avancez sur vos deux mains de manière à pouvoir abaisser votre sternum le plus près du sol en ayant les bras étendus tout en maintenant les cuisses en position verticale. Vos pouces écartés se touchent. Tout en gardant les coudes totalement allongés, étirez maintenant votre sternum en direction des genoux jusqu'au moment de ressentir cet étirement au niveau des épaules.
- Au moment de la contraction, pressez vos deux mains fortement contre le sol en

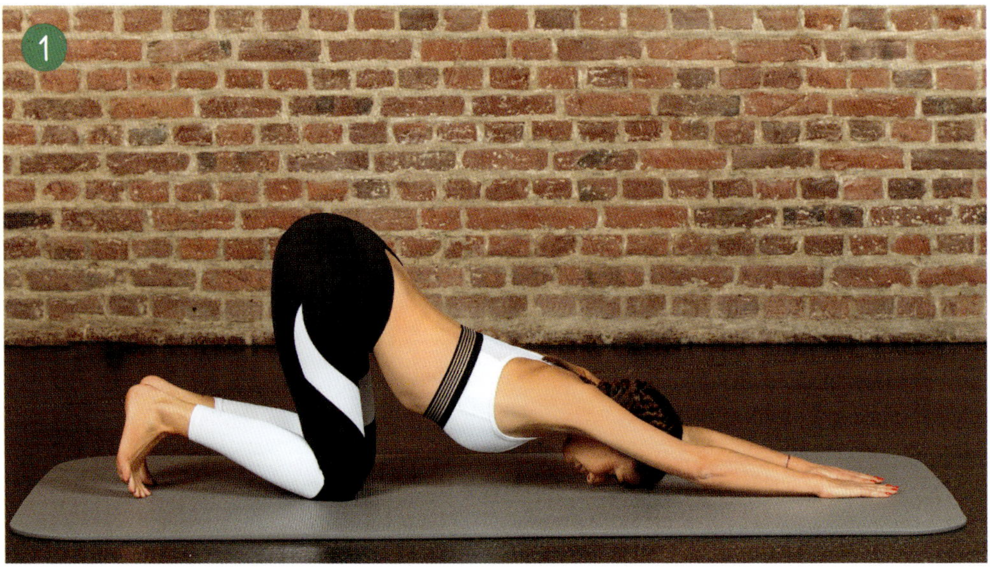

comptant double (« un – un »). Intensifiez encore l'étirement lorsque vous relâchez la tension (« allez – allez »).

- En tout 40 répétitions. Durée environ une minute et demie.

LE PIVOTEMENT DU BASSIN EN APPUI FACIAL SUR LES COUDES

- 2 Mettez-vous en position de gainage facial sur les coudes. Pivotez alors votre bassin d'abord à droite et abaissez-le jusqu'au sol, relevez-le ensuite afin de le pivoter à gauche et de l'y abaisser. Le premier comptage double a lieu en pivotant à droite, le deuxième en pivotant à gauche (« un – un » - « en haut – en haut »). En tout quarante répétitions. Durée environ une minute et demie.

L'ÉTIREMENT ÉPAULES-BUSTE

- Regagnez la position à quatre pattes et répétez l'étirement épaules-buste. Exécutez environ quarante répétitions dans un intervalle d'à peu près 90 secondes.

VARIANTE

- 3 Si votre force n'est pas encore assez suffisante pour tenir le « pont » entre les pointes des pieds et les coudes, vous pouvez vous appuyer sur les genoux le temps de bâtir la puissance nécessaire. Au cas où vous commenceriez sur la pointe des pieds et vous seriez obligé de vous arrêter parce que vous ne parvenez pas assurer la stabilité de votre corps, remettez-vous tout simplement sur les genoux.

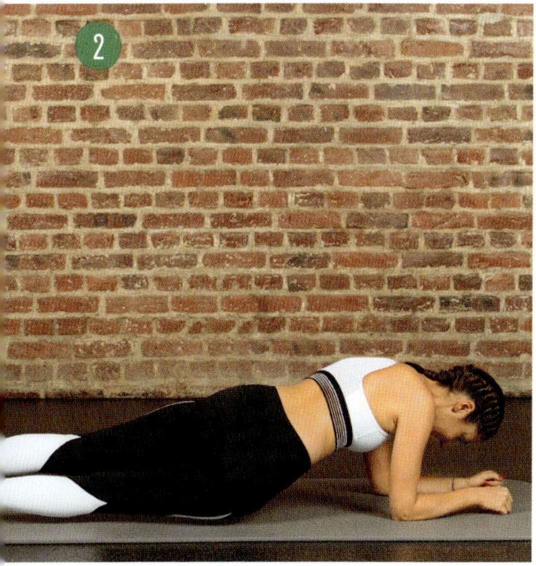

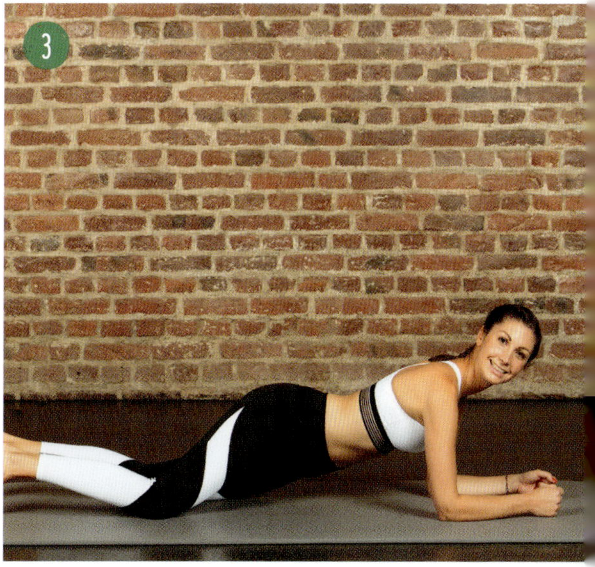

12. LES EXERCICES DE ROTATION DU CORPS

Cet exercice supprime les douleurs des articulations au niveau des chevilles, des genoux et des hanches, de la colonne vertébrale dans son ensemble, de la nuque et de la tête. Ces mouvements rotatoires pour ainsi dire inexistants dans la vie quotidienne possèdent un effet bénéfique global.

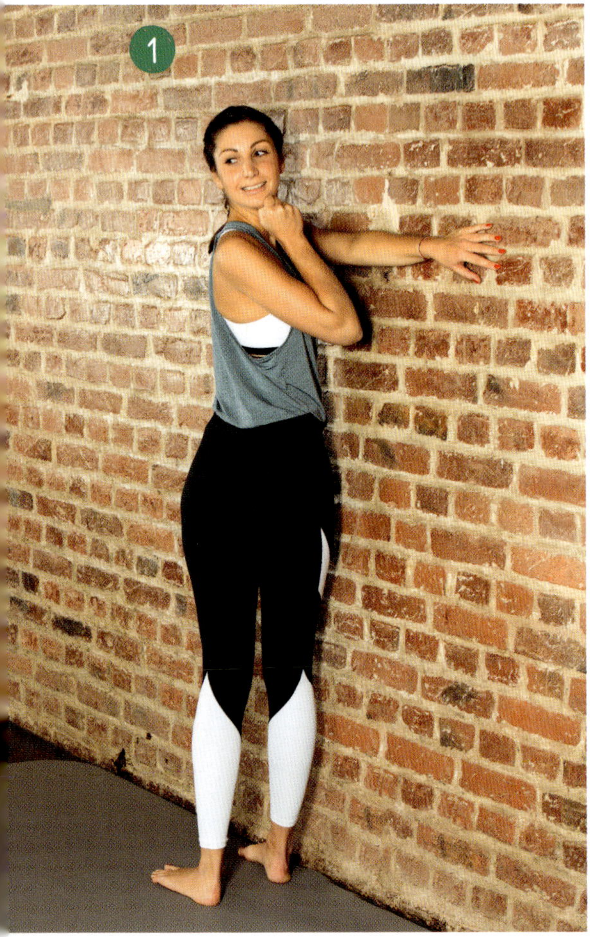

ROTATION I

- 1 Positionnez latéralement votre épaule droite contre un mur en ayant pris soin de distribuer votre poids équitablement sur vos deux pieds. Agrippez le mur de la paume de votre main gauche à la hauteur de votre épaule tout en tenant le côté gauche de votre mâchoire de votre index droit.
- Entraînez-vous à l'aide de vos deux mains dans une rotation de votre buste et de votre tête vers la droite autant que l'étirement le permet. Au moment de la contraction, tournez le buste et la tête à gauche. Comptez double (« un – un »). En vous relâchant, accentuez l'étirement encore davantage (« allez – allez »). Répétez cette série de mouvements vingt fois en tout. Durée environ 45 secondes.
- Répétez l'exercice de l'autre côté.

ROTATION II

- 2 Positionnez-vous librement dans l'espace, les jambes écartées à la largeur des épaules. Étendez votre bras droit horizontalement sur le côté et posez votre main gauche sur le côté droit de la poitrine. Tournez votre buste aussi loin que possible vers la droite, la tête suit. Comptez double pendant la rotation.

- Changez maintenant de côté et effectuez la rotation vers la gauche. En tout quarante répétitions en alternant côté droit et côté gauche (« un – un » - « retour – retour »). Durée environ une minute et demie.

ROTATION I

- Repositionnez-vous de nouveau contre un mur et répétez la rotation I. Effectuez en tout quarante répétitions pendant à peu près 90 secondes.

INFORMATION

LE CORPS DANS SON ENSEMBLE ENTRE EN ROTATION

La hanche également tourne complètement autant que les articulations des chevilles et les genoux le permettent. Grâce à cet exercice, vous pouvez procurer à l'ensemble de votre organisme les précieuses impulsions de la rotation. N'oubliez cependant jamais de n'accentuer l'étirement que jusqu'au moment où vous ressentez une douleur d'étirement dont l'intensité ne doit en aucun cas vous empêcher de respirer calmement. La sensation de l'étirement devrait se situer entre plus que huit et moins de dix sur une échelle allant jusqu'à dix.

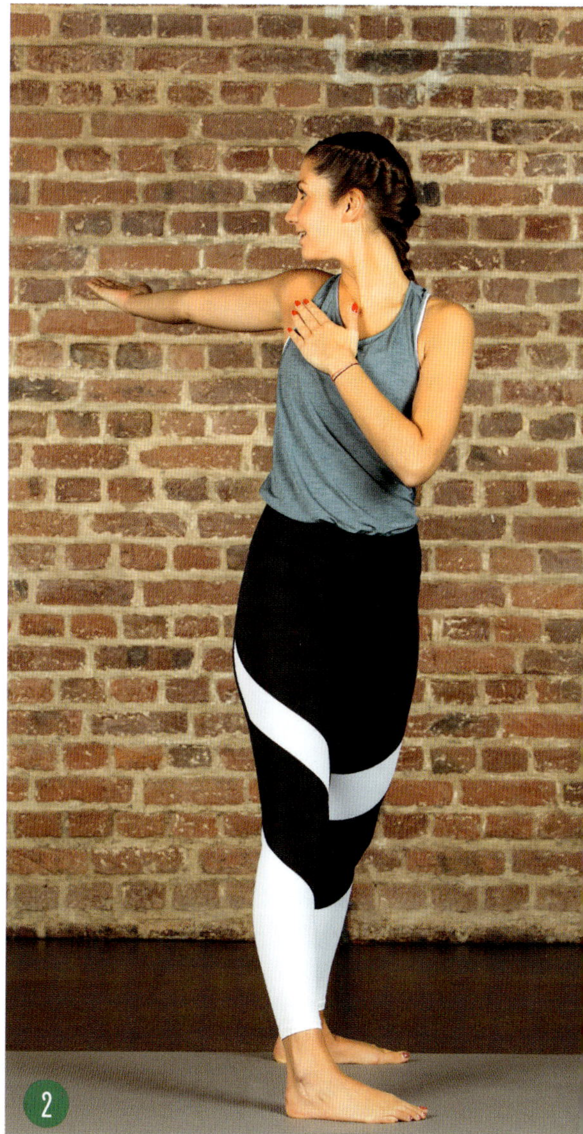

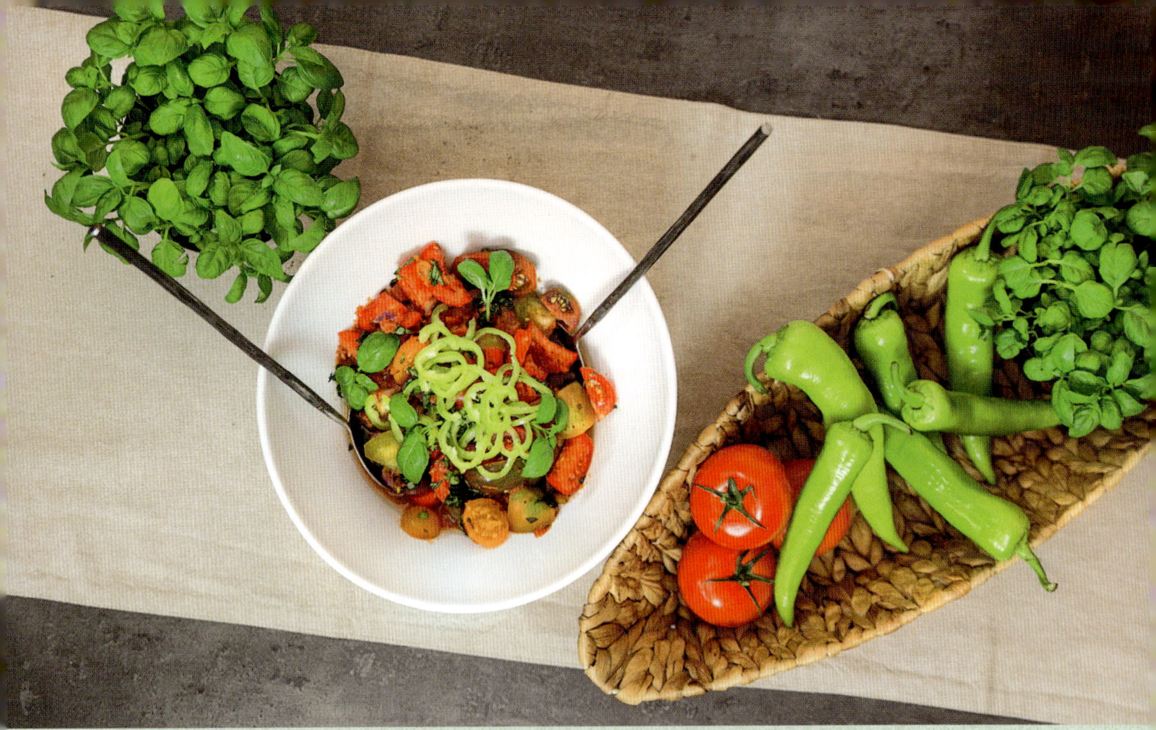

VOTRE PROGRAMME DE DEUX SEMAINES

C'est merveilleux que vous ayez décidé d'essayer mon concept de nutrition. Vous ne le regretterez pas ! Peut-être même appartiendrez-vous bientôt à la catégorie de ceux qui modifient complètement leur mode alimentaire et qui intègrent pleinement le jeûne intermittent dans leur vie. Votre organisme et votre santé vous en remercieront. Si vous débutez avec le jeûne intermittent grâce à ce programme, je vous recommande de respecter scrupuleusement ces consignes, surtout pendant la durée de ces deux premières semaines. Tout simplement afin de vous familiariser avec cette nouvelle façon d'être. Par la suite, davantage de modifications peuvent s'intégrer dans le déroulement de votre journée. Avec le temps, vous développerez une intuition plus fiable pour distinguer ce qui est bon pour vous de ce qui ne l'est pas.Nos ancêtres n'ont certainement jamais mis de réveil afin de se remplir le ventre pour la première fois du jour à midi pile. Ils mangeaient dès qu'ils avaient trouvé de la nourriture.

Mais cela ne s'était certainement jamais passé durant la nuit car ce n'était pas assez commode et en outre beaucoup trop dangereux. Et ça l'est encore de nos jours ! Le fait de manger tard est préjudiciable à une bonne santé. Les raison n'en sont certes plus exactement identiques entre hier et aujourd'hui, mais le résultat est le même. Donc, évitez dans la mesure du possible de dîner après 20 heures. Mais ici également, l'exception confirme bien évidemment la règle. Modifiez les phases de prise de nourriture à votre guise, mais efforcez-vous de respecter au moins un intervalle de jeûne de seize heures. Cette phase peut volontiers également dépasser les seize heures. Les journées pendant lesquelles vous ne vous rassasiez correctement qu'une seule fois sont également parfaites, mais vous pouvez aussi rallonger la phase du jeûne en allant jusqu'à 22 heures. S'il vous plaît, n'oubliez cependant jamais de vous hydrater suffisamment, avant tout lors de ces journées de jeûne prolongé (p. 70 – 71).

Deux semaines sans viande ?

Offrez-vous une chance ainsi qu'à votre santé et essayez tout simplement de vivre pendant deux semaines sans consommer la moindre viande. Je vous promets que vous ne vous en sentirez pas plus mal, bien au contraire. Observez-vous, plongez au fond de vous-même. Il se pourrait bien que vous vous sentiez toujours plus léger dès que votre organisme s'est débarrassé des déchets les plus grossiers et qu'à l'avenir vous ne soyez plus du tout prêt à vous passer de cette sensation agréable. À ce sujet, relisez donc encore une fois les pages 53 à 55. Ce passage contribuera encore davantage à votre motivation. Essayez tout simplement le jeûne intermittent. Ce programme santé de deux semaines pour commencer vous fera ressentir à quel point votre « médecin intérieur » vous saura gré de ces changements. Vous ne pouvez pas commettre d'erreur en respectant ce programme.

Avant de commencer

La rapidité ou la lenteur avec la quelle votre organisme s'habituera à ce nouveau rythme d'alimentation dépend totalement de votre style de vie. Il n'y a donc pas de règle générale indiquant au bout de combien de temps telle ou telle personne aura faim. De nombreux facteurs comme par exemple le fait de pratiquer ou non un sport de manière régulière, votre manière de vous alimenter jusqu'alors, ainsi que votre condition psychologique jouent un rôle éminent. La saison peut également soit faciliter vos débuts dans le jeûne intermittent soit les rendre un peu plus difficiles.

L'avantage réside dans le fait que vous pouvez tout simplement l'essayer sans pour autant en avoir peur. Grâce à quelques petits conseils et astuces pour un bon début (p. 106 – 107), tout un chacun peut réussir à aborder sereinement le jeûne intermittent. Il n'y a pas non plus besoin d'une préparation complexe. Le mieux est de commencer dès aujourd'hui.

Les conseils pour bien commencer le programme

Voici les réponses aux questions les plus fréquentes que me posent mes patients lorsqu'ils se préparent à essayer le jeûne intermittent. Il ne s'agit après tout que de petits détails qui peuvent cependant se révéler décisifs pour une expérience positive du jeûne.

Échapper à la faim

Dînez tôt le soir et couchez-vous tôt également ! Cette démarche facilite tout particulièrement les débuts, au plus tard trois jours après, vous ne ressentirez plus la faim le matin. Promis !

Au terme des deux premiers jours, votre ventre sera plus plat, vous vous sentirez éveillé et en forme, votre peau et vos yeux brilleront nettement. La sensation de faim disparaîtra de jour en jour et vous verrez avec quelle facilité vous parviendrez encore à rallonger les pauses entre les repas.

Les pauses entre les repas

Commencez lentement avec les pauses et scrutez attentivement votre organisme. Ne débutez pas immédiatement avec une pause de vingt heures entre deux repas, mais rapprochez-vous en progressivement. Un intervalle de douze heures entre deux repas par exemple est à la portée de tout un chacun. Augmentez cette durée d'une heure par jour. Plus vous serez capable de rallonger cette période de jeûne, mieux cela vaudra !

Hydratez-vous correctement

Buvez beaucoup et de manière régulière, surtout durant les pauses entre les repas. Un thé chaud ou un bouillon de légumes procurent immédiatement de l'aide si une petite faim venait à se présenter (p. 70 – 71).

S'il vous plaît, abstenez-vous totalement de café ou d'alcool pendant les deux semaines à venir. Si jusqu'à présent vous avez l'habitude de consommer du café de manière régulière et quotidienne, il se peut que vous souffriez de quelques symptômes de sevrage pendant quelques jours. Ils peuvent apparaître sous la forme de céphalées intenses, de nausées allant jusqu'aux vomissements et également engendrer une forte indisposition. Pour cette raison, il est préférable d'arrêter progressivement et lentement la consommation de café déjà dix jours avant de vous lancer dans le jeûne intermittent.

Alimentez-vous au gré de vos envies et de votre humeur

Vous pouvez également intervertir à votre guise les recettes (p. 108 – 135). Si vous avez envie de consommer par exemple encore le buddha bowl basique dès le septième jour, rien ne vous empêche de préparer celui-ci en lieu et place de la salade de concombre aux radis (p. 121).

Ne comptez plus les calories

Vous pouvez également cesser de compter les calories. Consommez la quantité que vous désirez de ces plats de légumes. Les recettes sont généralement prévues pour deux personnes.

Si vous faites beaucoup de sport, il est tout à fait possible de faire passer ces « deux portions » pour une seule. Comme vous pouvez le constater, vous n'êtes pas obligé souffrir de la faim, vous pouvez réellement manger à votre guise !

Planifiez vos courses

Le rabat arrière droit de ce livre contient deux listes de courses, l'une est destinée à la première semaine de jeûne, l'autre à la seconde. Vous y trouverez tous les aliments frais y compris les quantités que vous devez acheter au magasin biologique ou au marché pour les deux semaines. Il s'agit de fruits et légumes frais et d'herbes. Vous pouvez simplement copier ces listes avant de partir faire vos courses.

Il en est de même en ce qui concerne les ingrédients facilement stockables comme les épices, les oléagineux, les baies séchées, le vinaigre, les huiles etc. Nous en avons également établi une liste que vous trouverez dans le rabat arrière gauche de ce livre et que vous pouvez également copier. Investir dans ces ingrédients vaudra certainement le coup pour vous, car il s'agit d'ingrédients goûteux et bons pour la santé qui ont leur place dans chaque cuisine. Étant donné que je suis persuadée qu'au terme de ces deux semaines de jeûne intermittent vous ne voudriez plus jamais renoncer à ce mode alimentaire, vous n'aurez acheté aucun de ces aliments en vain.

Exercez une activité physique

Le jeûne intermittent ne constitue pas un alibi pour moins bouger. Nombreuses sont les personnes qui croient qu'elles s'affaiblissent en jeûnant et qu'elles doivent se ménager. C'est exactement le contraire. Si vous mettez de l'élan dans votre métabolisme et votre circulation sanguine, les nutriments parviendront d'autant plus vite à leur lieu de destination et les déchets seront plus rapidement évacués. C'est pour cette raison que nous vous recommandons quatre exercices Liebscher & Bracht pour (quasiment) tous les jours du programme. Prévoyez pour ce faire dix à quinze minutes par jour. Si vous pratiquez en outre un sport d'endurance deux à trois fois par semaine, vos deux semaines de jeûne intermittent seront couronnées d'un grand succès !

La première semaine

Il se peut que durant la première semaine quelques petites indispositions surviennent pendant que votre organisme passe du métabolisme des glucides à celui des lipides. Peut-être serez-vous également un peu plus fatigué et votre digestion sera un peu plus « aérienne » ou ressentirez-vous les effets du sevrage de la caféine. Tout cela est parfaitement normal, il n'y a aucune raison de vous inquiéter. Tenez bon !

La deuxième semaine

Pendant la deuxième semaine, tout va déjà beaucoup mieux. Vous allez pouvoir constater à quel point vous vous sentez frais, en bonne santé et vif tout au long de la journée. Cela vous rappellera l'époque où vous étiez encore beaucoup plus jeune et plein d'élan. Et ce n'est qu'un début.

PREMIER JOUR

Aujourd'hui, une nouvelle vie commencera pour vous, j'en suis persuadée ! Grâce à un délicieux smoothie, les kilos superflus seront immédiatement attaqués. Les exercices physiques du jour se concentrent sur les fesses, le ventre, le haut des bras et la nuque.

SMOOTHIE VERT BRÛLE-GRAISSE

1 pomme | ½ citron | 1 pamplemousse | ½ avocat | 200 g de pousses d'épinards

Pour 2 verres, temps de préparation 10 min.
Contient 197 kcal, 5 g de protéines, 7 g de lipides, 22 g de glucides par portion

1 Laver la pomme, la couper en quatre, en retirer le cœur. Éplucher le citron, le pamplemousse et l'avocat. Laver et sécher les pousses d'épinards.

2 Détailler les agrumes, l'avocat et la pomme en petits morceaux et les mettre dans le mixeur avec les pousses d'épinards. Ajouter 400 ml d'eau et mixer à vitesse maximale.

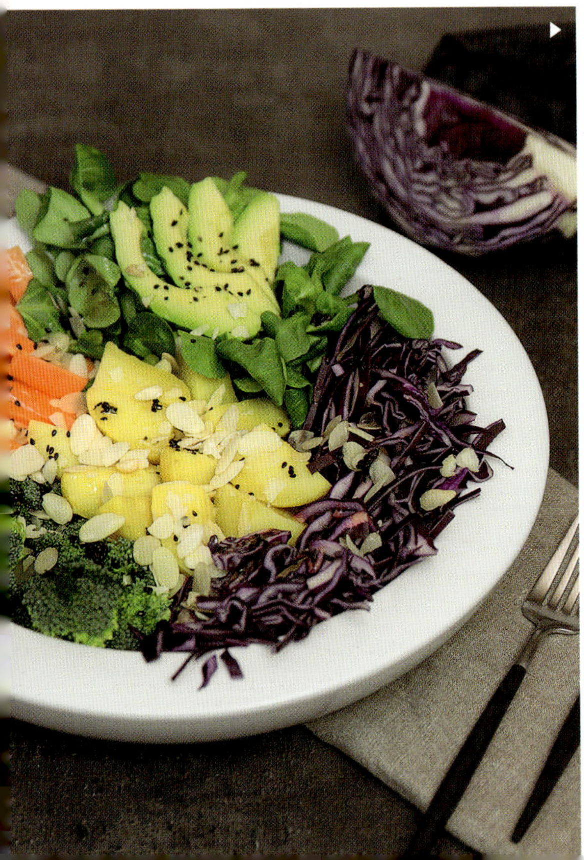

BUDDHA BOWL BASIQUE

3 pommes de terre | 1 poignée de mâche | 1 poignée de fleurs de brocoli | 1 carotte | 1 poignée de chou rouge | ½ avocat | 1 c. à s. d'amandes effilées

Pour la vinaigrette : 100 g de tofu soyeux | le jus d'un citron | 2 c. à s. de sirop d'agave | 1 c. à s. de moutarde | 1 c. à c. de sésame noir | sel | poivre du moulin

Pour un grand bowl, temps de préparation 20 min
Contient 665 kcal, 22 g de protéines, 23 g de lipides, 80 g de glucides par portion

1 Laver, éplucher et couper les pommes de terre en deux ou en quatre en fonction de leur taille. Les porter à ébullition dans une casserole d'eau salée, couvrir et cuire pendant 20 à 30 minutes.

2 Pendant ce temps, laver la mâche, le brocoli, la carotte et le chou rouge. Émincer la carotte en bâtonnets et le chou rouge en lanières. Couper l'avocat en tranches.

3 Répartissez harmonieusement la salade et les légumes dans le bowl. Mettez les pommes de terre au centre et entourez-les de la mâche, des bâtonnets de carotte, suivis des fleurs de brocoli et du chou rouge. Posez délicatement les tranches d'avocat sur la mâche.

4 Pour la vinaigrette, mélangez le tofu soyeux, le jus du citron, le sirop d'agave, la moutarde et le sésame et assaisonnez de sel et de poivre. Versez sur les légumes, décorez avec les amandes effilées et servez.

ASSIETTE DE CRUDITÉS, SAUCE À L'AVOCAT

3 carottes | 1 chou rave | 1 botte de radis | 1 poivron

Pour la sauce à l'avocat : 1 avocat | le jus d'un citron | 1 tomate | sel | poivre du moulin

Pour 2portions, temps de préparation 15 min
Contient 249 kcal, 5 g de protéines, 13 g de lipides, 21 g de glucides par portion

1 Épluchez les carottes et le chou-rave, émincez-les en bâtonnets. Nettoyez et lavez les radis, coupez-les en deux. Lavez le poivron, coupez-le en deux, ôtez les pépins et détaillez-le en lamelles.

2 Répartissez harmonieusement les crudités sur une assiette.

3 Pour la sauce, dénoyautez l'avocat et réduisez-le en purée avec le jus de citron. Lavez la tomate, détaillez-la en petits dés, mélangez-la à la crème d'avocats et assaisonnez cette dernière de sel et de poivre.

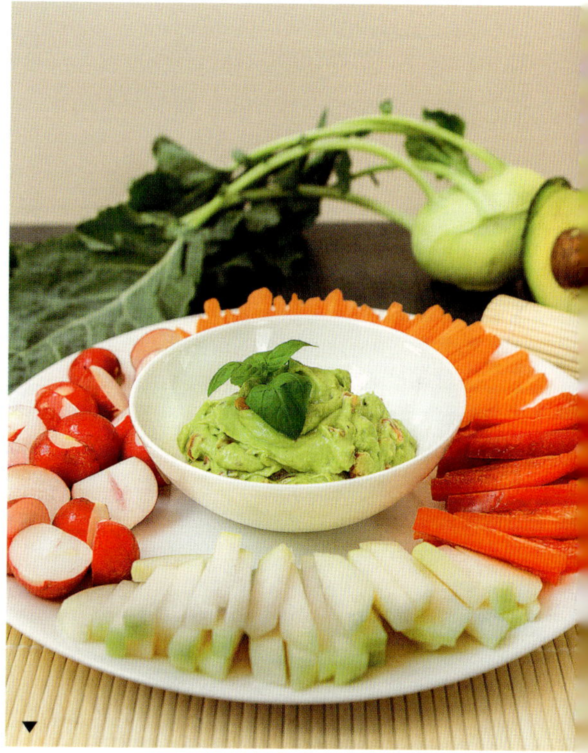

▼

4 Transvasez la sauce dans une petite coupelle que vous servirez en accompagnement de cette assiette de crudités.

VOS EXERCICES POUR AUJOURD'HUI

Exercice 1 : L'étirement ventral – le relevé du fessier (**p. 80 sq.**)
Exercice 2 : L'exercice du fessier – le relevé du bassin (**p. 82 sq.**)
Exercice 8 : L'exercice du triceps – l'appui facial à quatre pattes (**p. 94 sq.**)
Exercice 9 : L'étirement de la nuque – le gainage dorsal (**p. 96 sq.**)

DEUXIÈME JOUR

Commençant lentement à réaliser que vous lui voulez du bien, votre organisme accompagnera votre endormissement de ce soir avec des sensations positives. Vous entraînerez en outre votre ventre, votre fessier, votre dos ainsi que vos jambes.

LASSI À LA MANGUE

1 mangue | 300 ml de boisson au riz et à la noix de coco | 3 c. à c. de cannelle en poudre

Pour 2 verres, temps de préparation 5 min. Contient 167 kcal, 2 g de protéines, 2 g de lipides, 30 g de glucides par portion

1 Éplucher et dénoyauter la mangue, mettre la pulpe dans un mixeur avec la boisson au riz et à la noix de coco et la cannelle. Mixer jusqu'à l'obtention d'une consistance crémeuse.

2 Vous pouvez rajouter à volonté deux ou trois glaçons dans le mixeur. La boisson se transformera ainsi en rafraîchissement estival et se dotera en outre d'une jolie mousse.

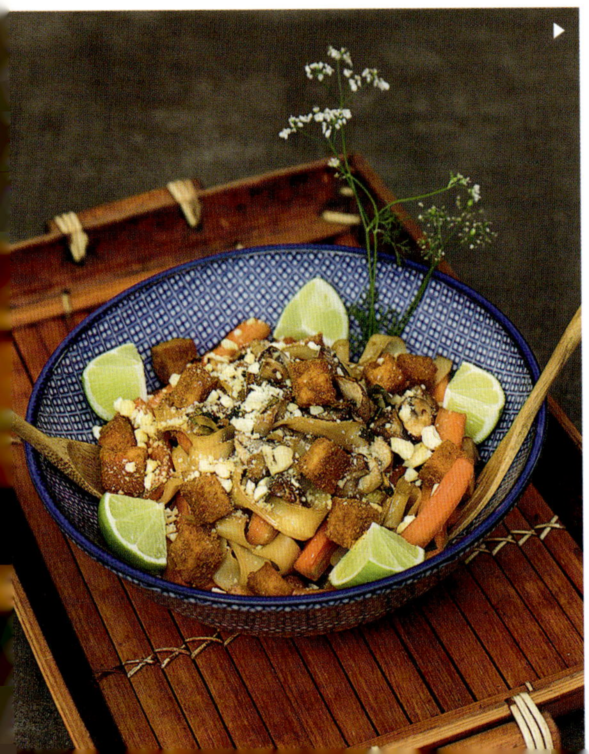

PAD THAÏ AVEC DU TOFU AU CURCUMA

100 g de nouilles de riz larges | 1 oignon vert | 2 carottes | 5 champignons de Paris | 200 g de tofu | 1 c. à c. de poudre de curcuma | 1 poignée de coriandre fraîche | 1 citron vert | 1 poignée de noix de cajou

Pour la sauce : 5 c. à s. de sauce de soja | 1 à 2 c. à s. de sauce sriracha (en magasin asiatique) | ½ c. à s. de miel | 1 c. à s.de gingembre fraîchement râpé

Pour 2 portions, temps de préparation 30 min. Contient 349 kcal, 24 g de protéines, 13 g de lipides, 28 g de glucides par portion

1 Trempez les nouilles de riz pendant 5 minutes dans de l'eau chaude. Égouttez-les ensuite, rincez-lez à l'eau courante, égouttez-les et réservez.

2 Lavez l'oignon vert et émincez-le en fines rondelles, lavez les carottes et coupez-les en lanières à l'aide de l'économe, nettoyez les champignons et détaillez-les en quatre.

3 Coupez le tofu en cubes que vous roulez uniformément dans la poudre de curcuma. Faites-les frire dans une poêle puis réservez-les.

4 Faites revenir oignons, champignons et carottes dans un wok sans matière grasse.

5 Préparez pendant ce temps la sauce en mélangeant tous les ingrédients.

6 Lavez la coriandre et le citron vert. Hachez grossièrement la coriandre ainsi que les noix de cajou, coupez le citron vert en quatre. Versez la sauce dans le wok, mélangez-la aux légumes et faites frémir deux à trois minutes.

7 Ajoutez-y les nouilles et le tofu, mélangez bien puis servez dans deux bols après avoir décoré avec la coriandre, les noix de cajou et les quartiers de citron vert.

SALADE DE TRÉVISE AUX NOISETTES

4 c. à s. de noisettes | 1 tête de trévise | 2 poires | 2 c. à s. de pousses de cresson
Pour la vinaigrette : 3 c. à s. d'huile de noisette | 2 c. à s. de vinaigre balsamique | 1 c. à s. de moutarde de Dijon | 1 c. à s. de sirop d'érable | sel | poivre du moulin

Pour 2 portions, temps de préparation 20 min.
Contient 409 kcal, 6 g de protéines,
29 g de lipides, 29 g de glucides par portion

1 Hachez grossièrement les noisettes et faites-les griller dans une poêle à feu doux et sans ajout de matière grasse.

2 Lavez la trévise et déchirez-la en morceaux de la taille d'une bouchée. Lavez et évidez les poires et coupez-les en tranches fines.

3 Mélangez huile de noisette, vinaigre, moutarde et sirop d'érable avec un peu de sel et de poivre.

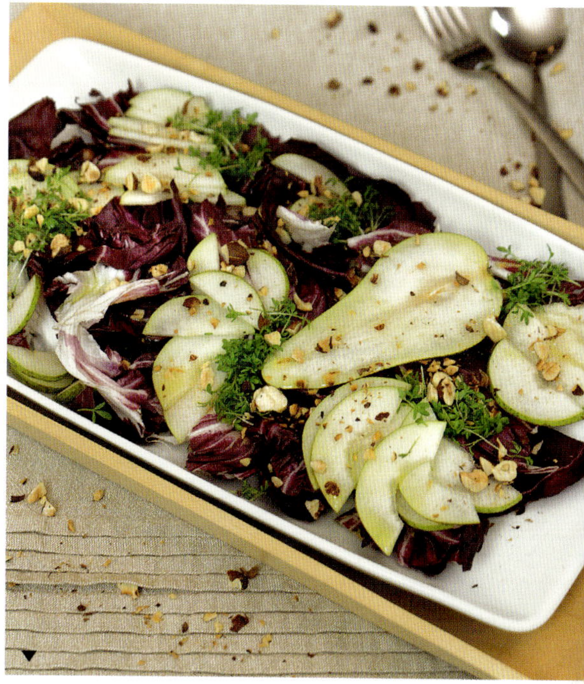

4 Répartissez la trévise sur deux assiettes et disposez-y les tranches de poire et les noisettes concassées. Arrosez de la sauce et décorez des pousses de cresson.

VOS EXERCICES POUR AUJOURD'HUI

Exercice 3 : L'étirement de la colonne vertébrale – le redressement assis **(p. 84 sq.)**

Exercice 4 : L'étirement de la cuisse – la flexion des genoux **(p. 86 sq.)**

Exercice 7 : L'étirement du mollet – les fentes **(p. 92 sq.)**

Exercice 10 : L'étirement latéral du corps – Le gainage costal sur le coude **(p. 98 sq.)**

TROISIÈME JOUR

Savourez la crème la plus succulente au monde et votre ventre vous en remerciera ! Il est possible que vous ressentiez quelques courbatures aujourd'hui. C'est très bien ainsi car cela signifie que d'autres muscles se sont réveillés de leur sommeil de la Belle au bois dormant.

CRÈME AUX GRAINES DE CHIA ET AUX FRAMBOISES

50 g de graines de chia | 400 ml de boisson au riz et à la noix de coco | 1 c. à c. de poudre de cannelle | 200 g de framboises | 1 poignée de basilic | 2 c. à c.de copeaux de noix de coco

Pour 2 portions, temps de préparation 10 min. temps de trempage de 60 minutes à 8 heures (pendant la nuit)

Contient 229 kcal, 8 g de protéines, 12 g de lipides, 12 g de glucides par portion

1 Mélangez les graines de chia à la boisson au riz et à la noix de coco, ajoutez la cannelle en remuant. Répartissez dans deux verres que vous entreposez au réfrigérateur pendant la nuit ou pour au moins 60 minutes afin de les laisser gonfler.

2 Pour le coulis de fruits rouges, réduisez les framboises en purée avec le basilic. Versez le coulis de fruits sur la crème aux graines de chia et décorez-la avec les copeaux de noix de coco.

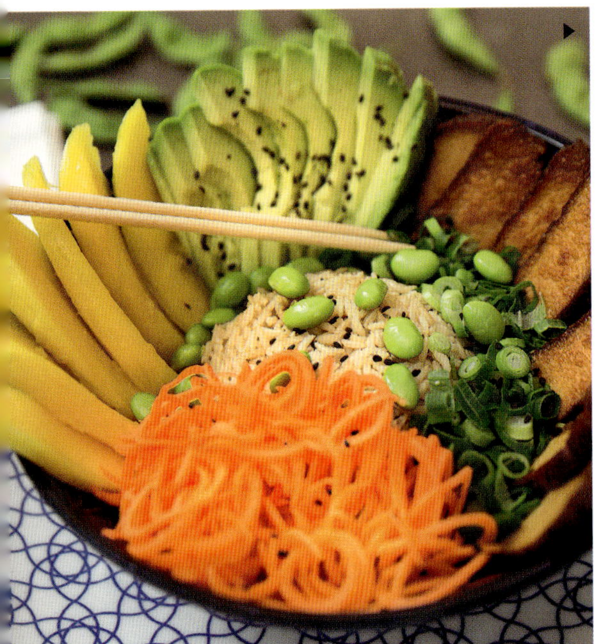

CHIRASHI BOWL BASIQUE

200 g de riz | 100 g d'édamames (fèves de soja) | 1 avocat | 1 mangue | 1 carotte | 1 oignon vert | 200 g de tofu fumé | 1 c. à s. de sésame noir | 2 c. à s. de sauce de soja.

Pour un grand bol, temps de préparation 25 min
Contient 1946 kcal, 90 g de protéines, 62 g de lipides, 228 g de glucides par portion

1 Lavez le riz, puis faites-le cuire selon le mode d'emploi.

2 Ajoutez les édamames dans une casserole d'eau bouillante salée et faites-les frémir pendant sept minutes. Égouttez-les, rincez-les à l'eau froide et écossez-les.

3 Épluchez l'avocat et la mangue et émincez-les en tranches. Lavez la carotte et coupez-la en juli-

enne à l'aide d'un taille-légumes. Détaillez l'oignon vert en rondelles et le tofu fumé en lanières.

4 Disposez tous les ingrédients dans un grand bol et décorez avec le sésame. Ce faisant, placez le riz au centre et déposez le reste tout autour. Versez la sauce de soja sur tous les ingrédients.

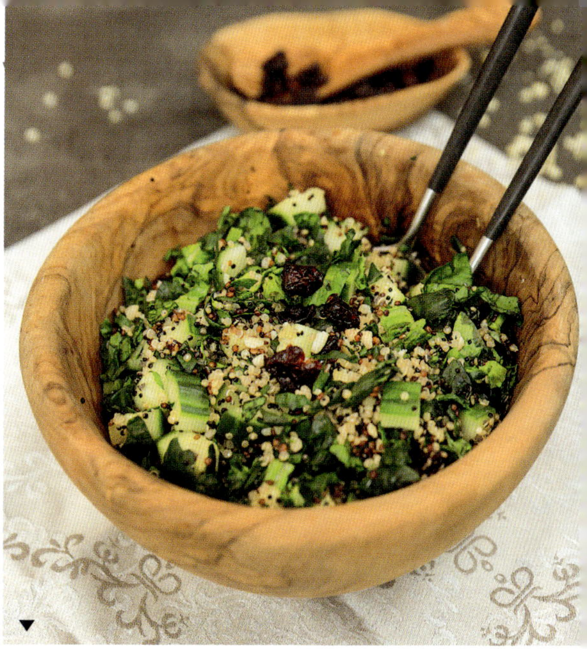

SALADE DE QUINOA ET ÉPINARDS AUX CANNEBERGES

100 g de quinoa multicolore | 150 g de pousses d'épinards | ½ concombre |
1 c. à s. de canneberges séchées | 1 c. à s. d'amandes hachées
Pour la vinaigrette : le jus d'une orange |
1 c. à c. de moutarde | 1 c. à s. d'huile d'olive |
sel | poivre du moulin

Pour 2 portions, temps de préparation 25 min.
Contient 277 kcal, 10 g de protéines, 6 g de lipides, 41 g de glucides par portion

1 Faites cuire le quinoa dans une casserole avec 200 ml d'eau jusqu'à l'absorption complète du liquide et réservez pour le laisser refroidir.

2 Pendant ce temps, lavez le concombre et les pousses d'épinards. Débitez le concombre en petits cubes et mettez-le dans un bol avec les canneberges et les amandes hachées.

3 Ajoutez-y le quinoa refroidi et mélangez tous les ingrédients.

4 Pour la vinaigrette, mélangez bien le jus d'orange avec la moutarde et l'huile d'olive et pour finir, assaisonnez-la de sel et de poivre. Versez la vinaigrette sur la salade.

5 Ne hachez les pousses d'épinard qu'au tout dernier moment avant de les incorporer délicatement à la salade.

VOS EXERCICES POUR AUJOURD'HUI

Exercice 5 : L'étirement de l'arrière de la jambe – le relevé des jambes (**p. 88 sq.**)
Exercice 6 : L'étirement du buste – l'étirement dorsal (**p. 90 sq.**)
Exercice 8 : L'exercice du triceps – l'appui facial à quatre pattes (**p. 94 sq.**)
Exercice 11 : L'étirement épaules-buste – le pivotement du bassin en appui facial sur les coudes (**p. 100 sq.**)

QUATRIÈME JOUR

Vous débutez cette nouvelle journée en étant bien reposé car votre horloge biologique s'est désormais habituée à ce nouveau rythme et vous a remercié en ayant secrété davantage de mélatonine.

SMOOTHIE BOWL BASIQUE

1 banane | 1 mangue | 200 g de baies mélangées (éventuellement congelées) | 100 ml de jus d'orange frais

Pour la garniture : ½ banane | 1 c. à s. de pépites de cacao cru | 1 c. à s. de baies de goji | 1 c. à s. de copeaux de coco

Pour un grand bol, temps de préparation 10 min. Contient 598 kcal, 11 g de protéines, 8 g de lipides, 105 g de glucides par portion

1 Épluchez la banane et la mangue et mettez-les dans le bol du mixeur avec les baies et le jus d'orange. Mixez jusqu'à l'obtention d'une consistance crémeuse et transvasez dans un grand bol.

2 Pour la garniture coupez la demi-banane en tranches et répartissez-la sur le bol, décorez le smoothie bowl de lignes de pépites de cacao cru, de baies de goji et de copeaux de coco.

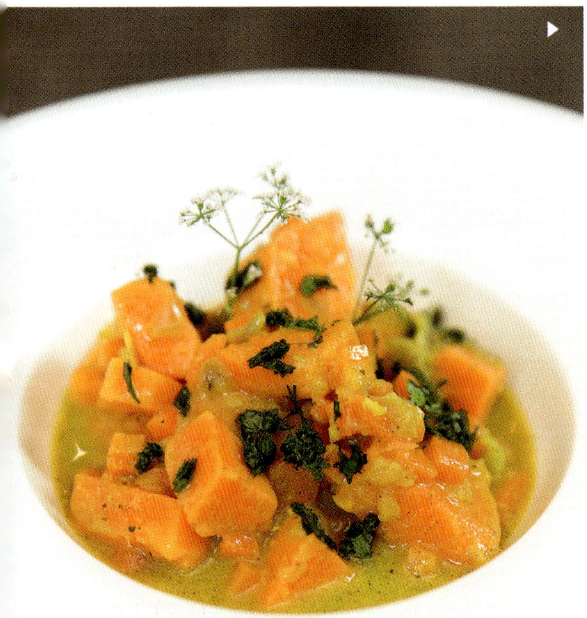

CURRY DE PATATES DOUCES À LA NOIX DE COCO

1 grosse patate douce (environ 300 g) | 1 carotte | 1 oignon rouge | 1 morceau de gingembre (environ 2 cm) | 1 gousse d'ail | 1 c. à s. d'huile de coco | 2 c. à c. de curcuma | 2 c. à c. de poudre de curry | 150 ml de bouillon de légumes | 100 ml de lait de coco | 1 poignée de coriandre | sel | poivre du moulin | 12 tomates cerise (facultatif)

Pour 2 portions, temps de préparation 25 min. Contient 378 kcal, 5 g de protéines, 18 g de lipides, 46 g de glucides par portion

1 Épluchez la patate douce et la carotte, coupez-les en cubes. Épluchez l'oignon, le gingembre et l'ail et hachez-les finement.

2 Faites chauffer l'huile de coco dans une grande poêle et faites-y revenir l'oignon, le gingembre et l'ail à feu vif. Ajoutez le curcuma et le curry.

Faites-y revenir brièvement les cubes de patates douces et de carotte et déglacez avec le bouillon de légumes. Versez le lait de coco et faites frémir pendant douze minutes.

3 Lavez et hachez la coriandre, ajoutez-la dans la casserole, mélangez et assaisonnez de sel et de poivre.

4 Astuce : ajoutez de la fraîcheur à votre plat grâce à l'acidité des tomates. Pour ce faire, lavez vos tomates cerise et coupez-les en quartiers avant de les ajouter au curry en même temps que la coriandre.

TABOULÉ DE PERSIL À L'AMARANTE

2 bottes de persil | ½ botte de menthe | 2 grosses tomates charnues | 1 oignon rouge | 100 g d'amarante soufflée

Pour la vinaigrette : le jus d'un citron | 2 c. à s. d'huile d'olive | 1 c. à c. de poudre de cumin | sel | poivre

Pour 2 portions, temps de préparation 15 min
Contient 350 kcal, 10 g de protéines, 14 g de lipides, 40 g de glucides par portion

1 Lavez les herbes, séchez-les soigneusement et hachez-les. Lavez les tomates, ôtez le pédoncule et émincez-les finement. Épluchez l'oignon, hachez-le également finement.

2 Mettez tous les ingrédients dans un saladier en les mélangeant bien. Ajoutez et incorporez l'amarante.

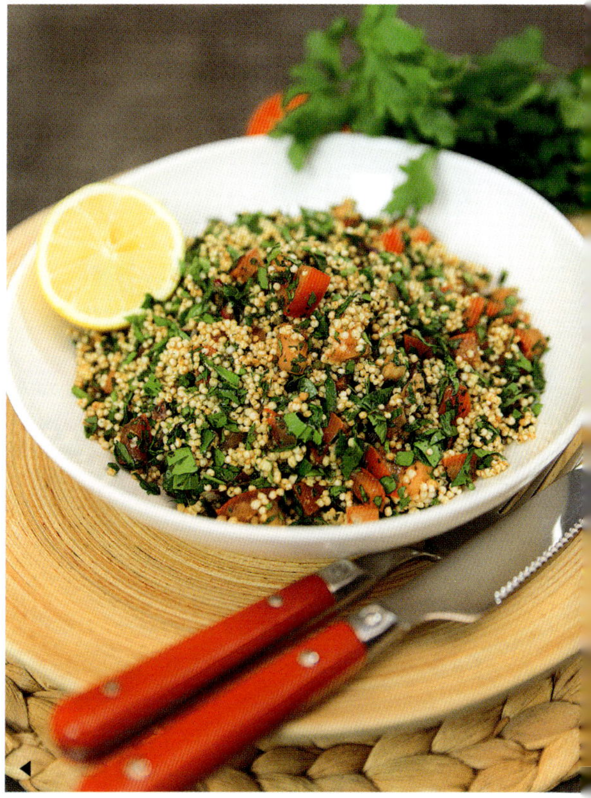

3 Pour la vinaigrette mélangez le jus de citron et l'huile d'olive et assaisonnez de cumin, de sel et de poivre. Versez sur la salade et savourez.

VOS EXERCICES POUR AUJOURD'HUI

Exercice 7 : L'étirement du mollet – les fentes **(p. 92 sq.)**
Exercice 9 : L'étirement de la nuque – le gainage dorsal **(p. 96 sq.)**
Exercice 10 : L'étirement latéral du corps – Le gainage costal sur le coude **(p. 98 sq.)**
Exercice 12 : Les exercices de rotation du corps **(p. 102 sq.)**

CINQUIÈME JOUR

Aujourd'hui, quelques points forts gustatifs, mais aussi du bien-être à l'état pur font partie du programme. Votre tour de taille commence lentement à fondre. Tous les jours un petit peu plus. Comme chaque jour, les exercices y contribuent efficacement.

PORRIDGE BLANC DE QUINOA AUX BAIES

60 g de quinoa blanc | 40 ml de lait d'amande | ½ gousse de vanille | 1 c. à c. de cannelle en poudre | 1 c. à s. de sirop d'agave
Pour la garniture : 50 g de baies congelées (p. ex. myrtilles ou framboises) | 1 c. à s. de pépites de cacao cru | 1 c. à c. d'amandes hachées

Pour 2 portions, temps de préparation 25 min.
Contient 186 kcal, 6 g de protéines,
5 g de lipides, 28 g de glucides par portion

1 Versez le quinoa dans une passoire fine et lavez-le soigneusement à l'eau froide. Portez ensuite 60 ml d'eau et le lait d'amande à ébullition dans une casserole avec le quinoa, la demi-gousse de vanille fendue et grattée ainsi que la cannelle. Laissez frémir dix minutes supplémentaires et édulcorez avec le sirop d'agave.

2 Pour la garniture, réchauffez doucement les baies congelées dans une casserole.

3 Répartissez le porridge dans deux petits bols, versez-y les baies chaudes, servez-le saupoudré de pépites de cacao cru et d'amandes hachées.

AUBERGINES FRITES AUX CÂPRES

2 aubergines | 1 c. à s. d'huile de coco | 1 gousse d'ail | 2 tomates charnues | 100 g de tomates semi-séchées | 2 c. à s. de câpres | sel | poivre du moulin | 3 feuilles de basilic

Pour 2 portions, temps de préparation 30 min.
Contient 168 kcal, 7 g de protéines,
6 g de lipides, 16 g de glucides par portion

1 Lavez les aubergines, coupez-les en dés, salez-les et faites-les dégorger dans une passoire pendant une demi-heure. Séchez-les ensuite à l'aide d'un essuie-tout.

2 Faites alors frire les aubergines dans une poêle avec l'huile de coco jusqu'à ce qu'elles soient croustillantes et réservez-les.

3 Hachez l'ail très finement et faites-le revenir dans une poêle. Lavez les tomates charnues et coupez-les en dés. Ajoutez les dés de tomate avec les tomates semi-séchées dans la poêle et laissez-les frémir cinq minutes.

4 Ajoutez les aubergines et les câpres aux légumes dans la poêle et faites-les frémir dix minutes supplémentaires.

5 Assaisonnez le plat de sel, si nécessaire, et de poivre, servez-le décoré des feuilles de basilic.

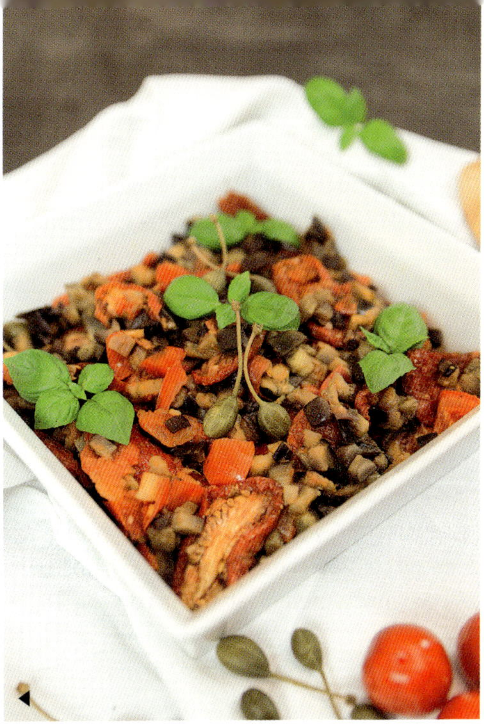

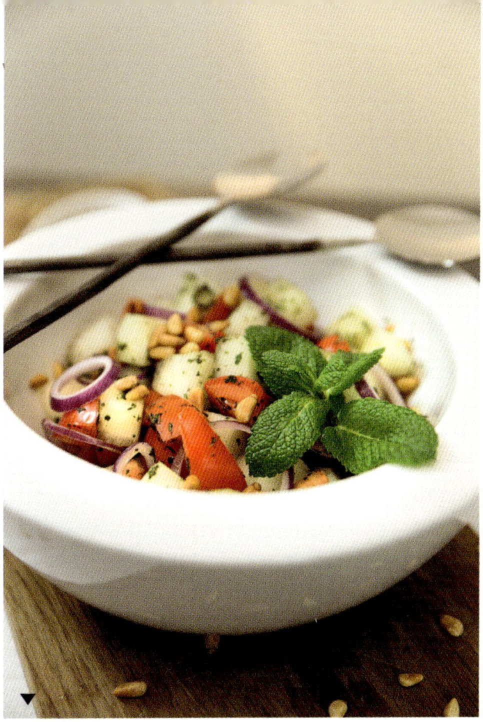

SALADE DE MELON ET DE TOMATES

300 g de tomates mélangées | 150 g de melon jaune canari | 1 oignon rouge | 1 poignée de menthe | 100 g de pignons de pin
Pour la vinaigrette : le jus d'un citron | 1 c. à s. de sirop d'agave | sel | poivre | 3 c. à s. d'huile d'olive

Pour 2 portions, temps de préparation 20 min.
Contient 542 kcal, 15 g de protéines,
41 g de lipides, 25 g de glucides par portion,

1 Lavez les tomates, découpez-les en morceaux irréguliers. Épluchez et épépinez le melon et coupez la chair en cubes. Épluchez les oignons et débitez-les en rondelles. Transvasez les morceaux de tomate, de melon et d'oignon dans un saladier. Lavez la menthe, hachez-la, incorporez-la à la salade.

2 Mettez les pignons de pin à chauffer dans une poêle sans ajout de matière grasse et faites-les dorer.

3 Mélangez le jus de citron, le sirop d'agave, le sel, le poivre et l'huile d'olive et versez sur la salade de tomates et de melon.

VOS EXERCICES POUR AUJOURD'HUI

Exercice 1 : L'étirement ventral – le relevé du fessier (**p. 80 sq.**)
Exercice 3 : L'étirement de la colonne vertébrale – le redressement assis (**p. 84 sq.**)
Exercice 11 : L'étirement épaules-buste – le pivotement du bassin en appui facial sur les coudes (**p. 100 sq.**)
Exercice 12 : Les exercices de rotation du corps (**p. 102 sq.**)

SIXIÈME JOUR

Aujourd'hui, nous attaquerons l'excédent de cholestérol grâce aux flocons d'avoine tandis que la cannelle se chargera de réguler le taux de glycémie. Les exercices veilleront comme d'habitude à ce que tout cela « se répande dans tout l'organisme ». C'est aujourd'hui le sprint final de la semaine. Accélérez, demain vous aurez le droit de vous reposer. Amusez-vous bien !

PORRIDGE DU LENDEMAIN À LA POMME

1 pomme | 80 g de petits flocons d'avoine | 1 c. à s. de baies de goji | 200 ml de lait d'amande sans sucre | 1 c. à c. de cannelle en poudre | 10 noisettes

Pour 2 portions, temps de préparation 10 min, temps de trempage 8 heures (pendant la nuit)

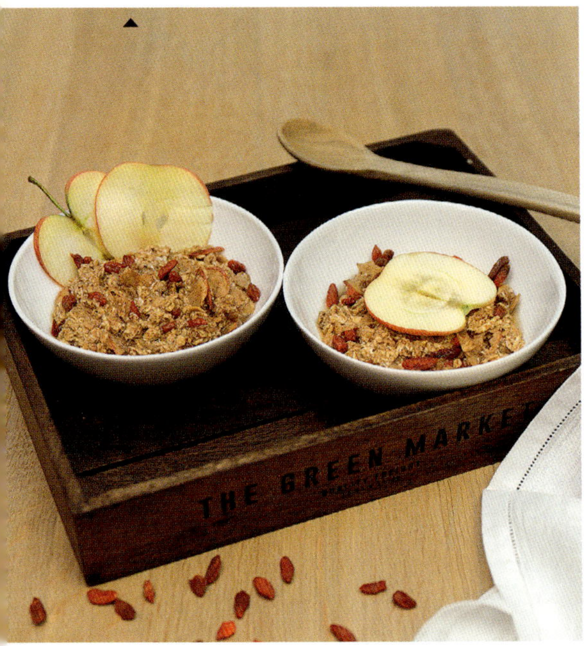

Contient 278 kcal, 8 g de protéines, 7 g de lipides, 41 g de glucides par portion

1 La veille au soir, coupez la pomme en deux, râpez-en une moitié avec la peau et conservez l'autre moitié au réfrigérateur. Mélangez soigneusement les flocons d'avoine, la pomme râpée, les baies de goji, le lait d'amande et la cannelle dans un bol. Couvrez avec un film alimentaire et laissez reposer au réfrigérateur durant la nuit.

2 Le lendemain, coupez la deuxième moitié de la pomme en fines tranches. Hachez grossièrement les noisettes et faites-les griller à feu doux dans une poêle sans ajout de matière grasse. Mélangez encore une fois soigneusement votre porridge du lendemain, répartissez-le dans deux bols et décorez-les avec les tranches de pomme et les noisettes.

SALADE DE POMMES DE TERRE

800 g de pommes de terre à chair ferme | 80 g de radis | 80 g de cornichons | 1 poignée d'aneth | 1 oignon rouge

Pour la vinaigrette : 6 c. à s. de vinaigre blanc | 80 ml de bouillon de légumes (à défaut la marinade des cornichons) | 2 c. à s. de moutarde forte | 1 c. à c. de sirop d'agave | sel | poivre

Pour 2 portions, temps de préparation 30 min. Contient 289 kcal, 8 g de protéines, 1 g de lipides, 55 g de glucides par portion

1 Lavez les pommes de terre, faites-les cuire dans une casserole avec de l'eau en les gardant un peu fermes, laissez-les un peu refroidir avant de les peler et couper en morceaux.

2 Émincez les radis et les cornichons en fines tranches. Lavez et ciselez l'aneth. Coupez les oignons en dés très fins. Ajoutez tous les ingrédients dans un saladier et mélangez-les.

3 Confectionnez une vinaigrette crémeuse avec le vinaigre, le bouillon de légumes, la moutarde et le sirop d'agave. Incorporez la vinaigrette à la salade et assaisonnez-la de sel et de poivre.

VERRINE ARC-EN-CIEL

12 tomates cerises (jaunes | rouges et noires) | 4 mini-poivrons (oranges) | 4 poignées de pousses d'épinards | 2 poignées de myrtilles | 1 poignée de pousses de cresson

Pour la vinaigrette : 2 c. à s. de vinaigre balsamique | 1 c. à c. de moutarde de Dijon | 1 c. à s. d'huile d'olive | 1 c. à c.de sirop d'érable | 1 c. à c. de graines de sésame | sel | poivre du moulin

Pour 2 verrines, temps de préparation 25 min
Contient 170 kcal, 4 g de protéines, 7 g de lipides, 16 g de glucides par portion

1 Lavez tous les ingrédients. Couper les tomates en deux et les poivrons en bâtonnets.

2 Pour la vinaigrette, fouettez le vinaigre et la moutarde avec l'huile d'olive, le sirop d'érable et le sésame jusqu'à obtention d'une sauce crémeuse et assaisonnez-la de sel et de poivre. Répartissez la vinaigrette dans deux verrines.

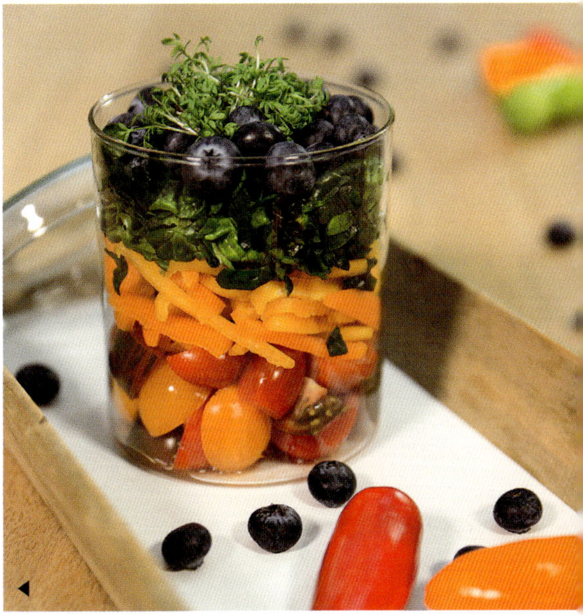

3 Disposez les ingrédients par-dessus en procédant couche par couche, d'abord les moitiés de tomates, puis les bâtonnets de poivron, et pour finir les épinards, les myrtilles et le cresson.

4 Secouez les verrines afin de répartir la vinaigrette de manière harmonieuse et savourez la salade dans les verrines.

VOS EXERCICES POUR AUJOURD'HUI

Exercice 2 : L'exercice du fessier – le relevé du bassin (**p. 82 sq.**)
Exercice 4 : L'étirement de la cuisse – la flexion des genoux (**p. 86 sq.**)
Exercice 5 : L'étirement de l'arrière de la jambe – le relevé des jambes (**p. 88 sq.**)
Exercice 6 : L'étirement du buste – l'étirement dorsal (**p. 90 sq.**)

SEPTIÈME JOUR

Aujourd'hui, vous avez atteint la mi-temps et vous profitez d'une « une journée de repos ». Votre organisme doit pouvoir rattraper les tâches qu'il n'a pu parachever au moment de la rénovation. Le plaisir est au programme ! Méditez, allez au spa, ou paressez tout simplement. Vous le méritez amplement. La première semaine du jeûne intermittent est presque derrière vous !

SALADE DE FRUITS MULTICOLORE « TUTTI FRUTTI »

1 pomme | 200 g de raisins | 200 g de fraises | 1 banane | 100 g de myrtilles | 1 poignée de feuilles de menthe | le jus d'un citron vert | 2 physalis | 1 c. à c. de cannelle en poudre

Pour 2 verrines, temps de préparation 15 min
Contient 253 kcal, 3 g de protéines,
2 g de lipides, 49 g de glucides par portion

1 Lavez et séchez les fruits. Émincez la pomme en petits cubes. Coupez les raisins en deux, coupez les fraises en dés. Épluchez la banane et débitez-la en rondelles. Mélangez les fruits dans un saladier avec les myrtilles. Lavez les feuilles de menthe, hachez-les et incorporez-les à la salade.

2 Versez le jus de citron vert sur la salade et mélangez à nouveau. Répartissez-la dans deux verrines, décorez avec les physalis et saupoudrez d'un peu de cannelle.

POÊLÉE AROMATIQUE DE FENOUIL AU RIZ SAUVAGE

100 g de mélange de riz long et de riz sauvage | 250 ml de bouillon de légumes | 1 oignon rouge | 1 gousse d'ail | 2 bulbes de fenouil | 2 c. à s. d'huile de colza | 3 c. à s. de vinaigre balsamique blanc | sel | poivre du moulin

Pour 2 portions, temps de préparation 30 min
Contient 345 kcal, 8 g de protéines,
11 g de lipides, 49 g de glucides par portion,

1 Portez le mélange de riz à ébullition dans 200 ml de bouillon de légumes et faites-le cuire à feu moyen pendant vingt minutes en le gardant un peu ferme.

2 Épluchez l'oignon et la gousse d'ail, émincez-les en petits dés. Coupez le vert tendre des bulbes de fenouil en fines rondelles et réservez. Coupez le bulbe du fenouil d'abord en deux, puis en tranches.

3 Faites chauffer l'huile dans la poêle et faites-y suer les dés d'oignons et d'ail pendant deux minutes. Ajoutez le fenouil, faites doucement cuire pendant douze minutes. Déglacez avec le vinaigre balsamique et le reste du bouillon de légumes, assaisonnez de sel et de poivre.

4 Après l'avoir décoré avec les rondelles du vert tendre, servez le fenouil en légume accompagné du mélange de riz.

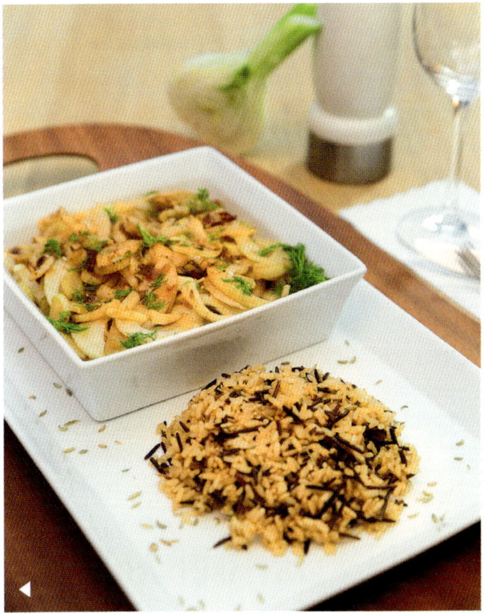

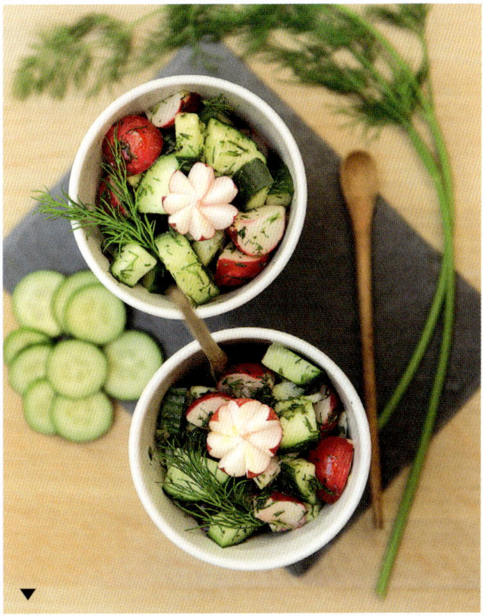

SALADE DE CONCOMBRE ET DE RADIS « FRAÎCHEUR »

1 concombre | 8 radis | ½ oignon rouge | ½ botte d'aneth
Pour la vinaigrette : 2 c. à s. de vinaigre balsamique blanc | 1 c. à s.de sirop d'agave | le jus d'un citron | sel | poivre du moulin

Pour 2 portions, temps de préparation 25 min
Contient 70 kcal, 1 g de protéines, 1 g de lipides, 13 g de glucides par portion

1 Lavez le concombre et détaillez-le en petits morceaux. Épluchez et lavez les radis, ôtez-en les deux extrémités et coupez-les en quatre. Épluchez l'oignon et émincez-le finement en petits dés. Lavez et séchez l'aneth, hachez-le. Transvasez tous les ingrédients dans un saladier et mélangez-les.

2 Pour la vinaigrette, battez le vinaigre balsamique avec le sirop d'agave et le jus de citron, assaisonnez de sel et de poivre et versez sur la salade avant de servir.

VOS EXERCICES POUR AUJOURD'HUI

Comme déjà annoncé, aujourd'hui c'est « jour de repos ». Il est déjà amplement suffisant de respirer consciemment et de vous régénérer. Peut-être aurez-vous envie d'aller vous promener en plein air ou tout simplement vous allonger paresseusement sur le canapé. Savourez le succès de votre première semaine de jeûne.

HUITIÈME JOUR

N'est-ce pas une sensation merveilleuse de s'être fait du bien pendant une semaine entière ? Cela vous donne envie d'en accomplir encore davantage, n'est-ce pas ? Je vous souhaite beaucoup de plaisir pour cette deuxième semaine de jeûne intermittent avec de nouvelles recettes variées et un nouveau programme d'exercices.

BOWL D'AVOCAT AUX BAIES

1 avocat | 1 poire | 1 pomme | 1 banane | 1 poignée de mûres | 1 poignée de myrtilles | 4 c. à s.de jus de citron vert | 2 c. à s. de graines fraîches de grenade | 2 c. à s. de cerneaux de noix

Pour 2 portions, temps de préparation 10 min.
Contient 392 kcal, 5 g de protéines,
20 g de lipides, 42 g de glucides par portion

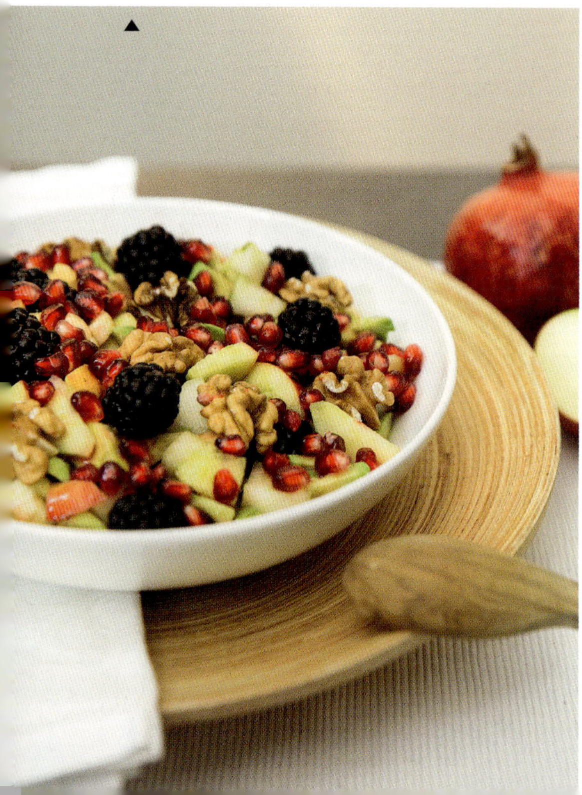

1 Coupez l'avocat en deux, dénoyautez-le et détaillez-en la chair en cubes. Lavez la pomme et la poire, évidez-les et coupez les fruits également en cubes. Épluchez la banane, coupez-la en rondelles. Répartissez dans un grand bol avec les mûres et les myrtilles.

2 Versez le jus de citron vert sur la salade de fruits et mélangez. Décorez de graines de grenade et de cerneaux de noix.

SALADE ASIATIQUE AUX VERMICELLES DE RIZ

100 g de vermicelles de riz | 1 oignon vert | 1 carotte | 4 mini-poivrons (rouge | orange) | 1 poignée de fleurs de brocoli | 1 botte de coriandre | 1 poignée de noix de cajou

Pour la vinaigrette : 2 c. à s. de sauce de soja | 2 c. à s. de vinaigre de riz | le jus d'un citron | 3 c. à s.de sésame | sel | poivre du moulin

Pour deux portions, temps de préparation vingt minutes

Contient 415 kcal, 11 g de protéines,
14 g de lipides, 56 g de glucides par portion

1 Faites tremper les vermicelles de riz pendant cinq minutes dans de l'eau chaude. Égouttez-les ensuite, rincez-les à l'eau courante et faites-les bien égoutter.

2 Lavez l'oignon vert, coupez-le en fines rondelles, détaillez la carotte en lamelles à l'aide d'un économe. Nettoyez les poivrons et émincez-les en lanières, séparez les fleurs de brocoli du trognon. Hachez les feuilles de coriandre. Ajoutez les vermicelles avec les légumes et la coriandre dans un saladier et mélangez bien.

3 Pour la vinaigrette, incorporez la sauce de soja au vinaigre de riz et au jus de citron, puis ajoutez-y le sésame. Versez la vinaigrette sur la salade et faites-la mariner pendant sept minutes. Assaisonnez de sel si nécessaire et de poivre, décorez avec les noix de cajou.

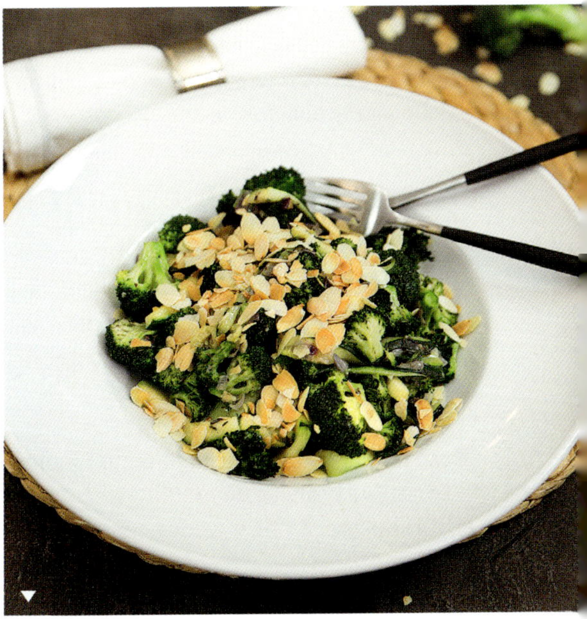

POÊLÉE DE BROCOLIS AUX COURGETTES

1 brocoli | 1 courgette | 3 c. à s. d'amandes effilées | 1 oignon rouge | 1 gousse d'ail | 1 c. à s. d'huile de coco | 100 ml de lait de coco | 1 c. à c. de thym | 1 c. à c. d'origan | sel | poivre du moulin

Pour 2 portions, temps de préparation 20 min
Contient 280 kcal, 10 g de protéines,
21 g de lipides, 9 g de glucides par portion

1 Lavez le brocoli et séparez-le en petits bouquets. Lavez la courgette, coupez-la en deux, puis en demi-rondelles. Faites brièvement griller les amandes effilées dans un poêle sans ajout de matière grasse.

2 Épluchez l'oignon et l'ail, émincez-les en petits dés et faites-les frire dans l'huile de coco.

3 Ajoutez les fleurs de brocoli et les tranches de courgette dans la poêle, déglacez au bout de deux minutes avec le lait de coco.

4 Ajoutez le thym et l'origan dans la poêle et assaisonnez de sel et de poivre. Servez cette poêlée décorée d'amandes effilées grillées.

VOS EXERCICES POUR AUJOURD'HUI

Exercice 1 : L'étirement ventral – le relevé du fessier (**p. 80 sq.**)
Exercice 5 : L'étirement de l'arrière de la jambe – le relevé des jambes (**p. 88 sq.**)
Exercice 8 : L'exercice du triceps – l'appui facial à quatre pattes (**p. 94 sq.**)
Exercice 10 : L'étirement latéral du corps – Le gainage costal sur le coude (**p. 98 sq.**)

NEUVIÈME JOUR

Saviez-vous que la betterave rouge est à même de réguler à merveille la tension artérielle ? Les exercices du neuvième jour aident à approfondir votre respiration et normalisent ainsi la tension artérielle car ils contribuent tous à vous décontracter.

SMOOTHIE ÉNERGIE ROUGE

150 g de betterave rouge | 1 citron | 1 banane | 1 morceau de gingembre (environ 2 cm) | 200 g de baies mélangées | 1 poignée de menthe | 300 ml d'eau de coco

Pour 2 verres, temps de préparation 10 min.
Contient 147 kcal, 3 g de protéines,
1 g de lipides, 22 g de glucides par portion

1 Lavez, épluchez et détaillez la betterave en petits morceaux. Épluchez le citron et la banane, émincez-en la chair également en petits morceaux. Hachez finement le gingembre.
2 Ajoutez tous les ingrédients, y compris les baies et les feuilles de menthe (réservez-en un peu pour le décor), dans le bol du mixeur.
3 Versez-y l'eau de coco et mixez jusqu'à l'obtention d'une consistance crémeuse. Répartissez le smoothie dans deux verres et servez-les décorés de feuilles de menthe.

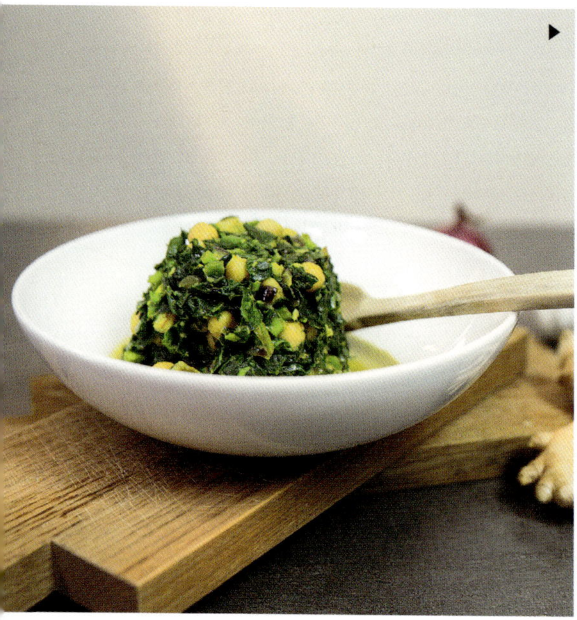

CURRY DE POIS CHICHES AUX ÉPINARDS

200 g de pois chiches en bocal | 600 g de pousses d'épinards | 1 oignon | 1 morceau de gingembre (environ 2 cm) | 2 gousses d'ail | 2 c. à s. d'huile de coco | 1 c. à s. de garam masala | 200 ml de lait de coco | 1 c. à s. de cumin | sel | poivre du moulin | 4 minces crackers de lentilles (facultatif)

Pour 2 portions, temps de préparation 20 min
Contient 643 kcal, 26 g de protéines,
38 g de lipides, 27 g de glucides par portion

1 Égouttez les pois chiches, lavez-les et épluchez-les le cas échéant. Épluchez et lavez les épinards et détaillez-les en lanières. Épluchez l'oignon, l'ail et le gingembre et émincez-les en petits dés.

2 Chauffez l'huile de coco dans une poêle et faites-y revenir l'oignon, l'ail et le gingembre.

3 Ajoutez le garam masala et les épinards dans la poêle, faites-les revenir brièvement. Déglacez avec le lait de coco et ajoutez les pois chiches et le cumin. Faites frémir pendant quelques minutes jusqu'à l'obtention de la consistance souhaitée. Assaisonnez de sel et de poivre et servez éventuellement accompagné de crackers aux lentilles.

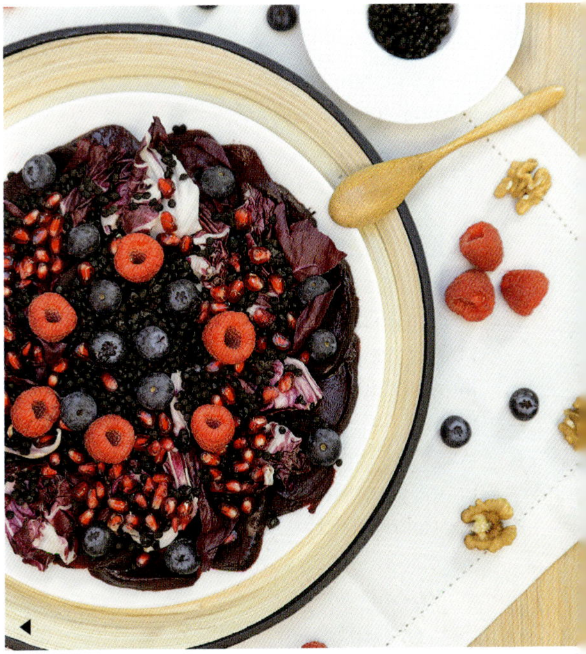

CARPACCIO DE BETTERAVES ROUGES À LA TRÉVISE

50 g de lentilles beluga, 4 betteraves rouges, 2 salades de Trévise, 4 c. à s. de graines de grenade, 1 poignée de baies (p. ex. myrtilles ou framboises)

Pour la vinaigrette : 2 c. à s. d'huile d'olive vierge | 4 c. à s. de jus de citron | 3 c. à s. de vinaigre balsamique | 3 c. à c.de thym | sel | poivre du moulin

Pour 2 portions, temps de préparation 20 min.
Contient 360 kcal, 13 g de protéines,
12 g de lipides, 44 g de glucides par portion

1 Faites cuire les lentilles selon le mode d'emploi, égouttez l'eau de cuisson et laissez refroidir un peu les lentilles.

2 Pour la vinaigrette, mélangez l'huile d'olive, le jus de citron, le vinaigre balsamique et le thym, assaisonnez de sel et de poivre.

3 Nettoyez, lavez et épluchez les betteraves et détaillez-les en très fines tranches à l'aide d'une mandoline (portez des gants jetables pour ce faire). Lavez la trévise et séparez-en les feuilles. Disposez les tranches de betteraves et les feuilles de trévise sur un grand plat, répartissez les lentilles, les graines de grenade et les baies par-dessus et versez-y la vinaigrette.

VOS EXERCICES POUR AUJOURD'HUI

Exercice 2 : L'exercice du fessier – le relevé du bassin **(p. 82 sq.)**
Exercice 6 : L'étirement du buste – l'étirement dorsal **(p. 90 sq.)**
Exercice 9 : L'étirement de la nuque – le gainage dorsal **(p. 96 sq.)**
Exercice 12 : Les exercices de rotation du corps **(p. 102 sq.)**

DIXIÈME JOUR

Félicitations ! Chacune de vos cellules a désormais actionné le commutateur santé, je vous le garantis. Accrochez-vous, savourez les délicieux plats proposés et continuez à procéder avec application à vos exercices.

PORRIDGE DE MILLET À LA NOIX DE COCO

300 ml de boisson au riz et à la noix de coco | 1 c. à c. de cannelle en poudre | 80 g de flocons de millet | ½ orange | 1 c. à s. de graines de grenade

Pour 2 portions, temps de préparation 10 min. Contient 200 kcal, 5 g de protéines, 3 g de lipides, 36 g de glucides par portion

1 Versez la boisson au riz et à la noix de coco dans une casserole avec 300 ml d'eau et la cannelle, ajoutez-y les flocons de millet et portez à ébullition. Laissez gonfler les flocons de millet à petit feu pendant huit minutes en remuant de temps en temps.

2 Épluchez l'orange et coupez-la en tranches. Servez le porridge décoré des tranches d'orange et des graines de grenade.

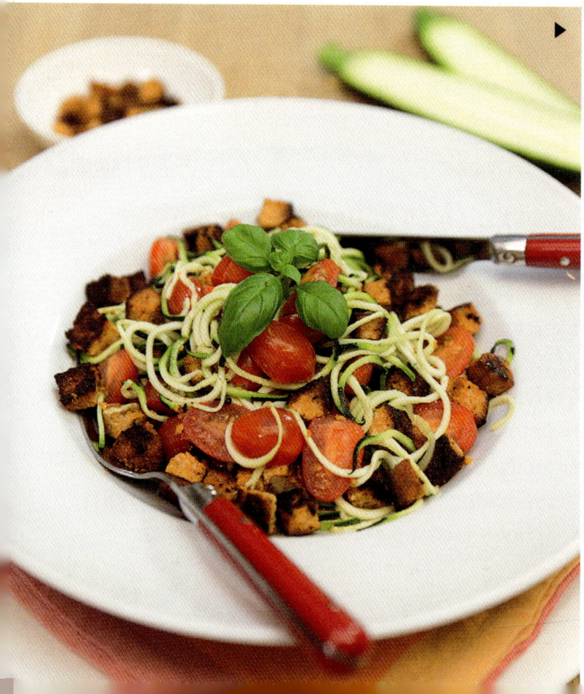

SPAGHETTIS DE COURGETTES AUX DÉS D'AVOCAT

2 courgettes | 1 gousse d'ail | 2 c. à s. d'huile d'olive | 200 g de tofu rosso | 6 tomates cerise | sel | poivre du moulin | 1 avocat | le jus d'un citron | 4 feuilles de basilic

Pour 2 portions, temps de préparation 10min Contient 521 kcal, 23 g de protéines, 39 g de lipides, 14 g de glucides par portion

1 Lavez et séchez les courgettes, ôtez-en les extrémités. À l'aide d'un taille-légumes, détaillez les courgettes en spaghettis.

2 Épluchez la gousse d'ail et coupez-la en fines tranches. Chauffez l'huile dans une poêle et faites-y brièvement frire l'ail.

3 Ajoutez le tofu coupé en cubes dans la poêle. Lavez les tomates, coupez-les en deux et faites-les frire pendant deux minutes avec le tofu. Après avoir ôté la poêle du feu, assaisonnez le mélange de sel et de poivre.

4 Coupez l'avocat en deux, épluchez et dénoyautez-le et émincez-en la chair en dés. Disposez le spaghettis de courgettes dans un saladier, ajoutez-y le mélange de la poêle et les dés d'avocat, versez le jus de citron par-dessus et mélangez tout.

5 Assaisonnez de sel et de poivre si nécessaire et servez décoré de feuilles de basilic.

SALADE DE TOMATES À L'ANDALOUSE

4 tomates charnues bien mûres | ½ oignon rouge | ½ botte de basilic | 1 poivron vert pointu

Pour la vinaigrette : 1 tomate charnue | 3 c. à s. d'huile d'olive vierge | 2 c. à s. de vinaigre de cidre | ½ oignon rouge | ½ botte de basilic | 1 gousse d'ail | sel | poivre du moulin

Pour 2 portions, temps de préparation 25 min. Contient 264 kcal, 6 g de protéines, 16 g de lipides, 17 g de glucides par portion

1 Lavez les tomates et coupez-les en cubes irréguliers, épluchez l'oignon et détaillez-le en petits dés, lavez, séchez le basilic et hachez-le, lavez le poivron et émincez-le en fines rondelles. Transvasez le tout dans un saladier et mélangez.

2 Pour la vinaigrette, lavez la tomate, enlevez le pédoncule et coupez-la en dés. Réduisez-la en purée dans un mixeur avec les autres ingrédients. Assaisonnez de sel et de poivre et répartissez-la sur la salade de tomates.

3 Servez la salade décorée de rondelles de poivron et de feuilles de basilic.

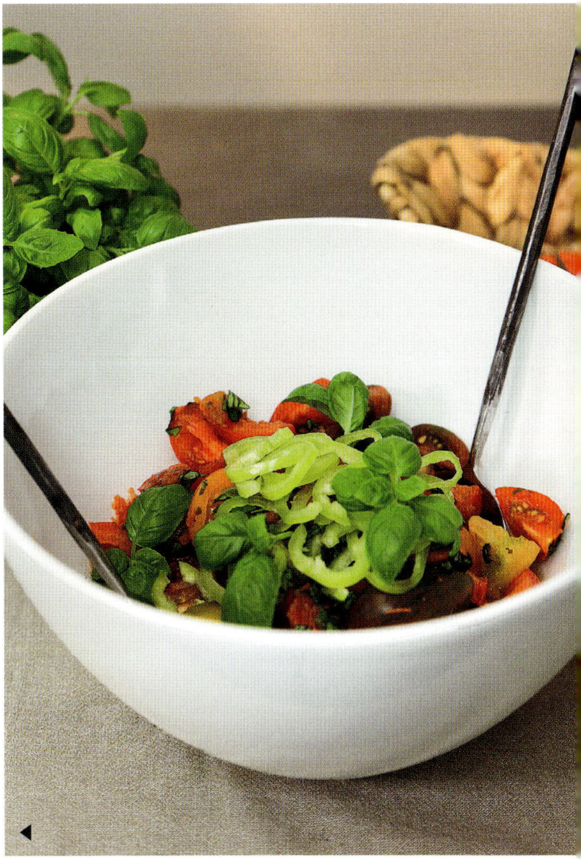

◂

VOS EXERCICES POUR AUJOURD'HUI

Exercice 1 : L'étirement ventral – le relevé du fessier (**p. 80 sq.**)

Exercice 4 : L'étirement de la cuisse – la flexion des genoux (**p. 86 sq.**)

Exercice 7 : L'étirement du mollet – les fentes (**p. 92 sq.**)

Exercice 11 : L'étirement épaules-buste – le pivotement du bassin en appui facial sur les coudes (**p. 100 sq.**)

ONZIÈME JOUR

Vous redécouvrez la sensation de disposer d'énergie. Le ménage a été fait au sein de votre organisme et vous avez également envie de faire le vide de votre côté. Comment vous libérer des déchets ? En recourant aux exercices qui nettoient tous les recoins de votre organisme.

BOWL DE CHIA AUX BAIES

3 c. à s. de graines de chia | 150 ml de boisson au riz et à la noix de coco | 1 banane | 100 ml de jus d'aronia | 150 g de baies fraîches (p. ex. myrtilles ou framboises)
Pour la garniture : ½ poire | 50 g de baies fraîches (au choix) | 1 c. à s. de cerneaux de noix

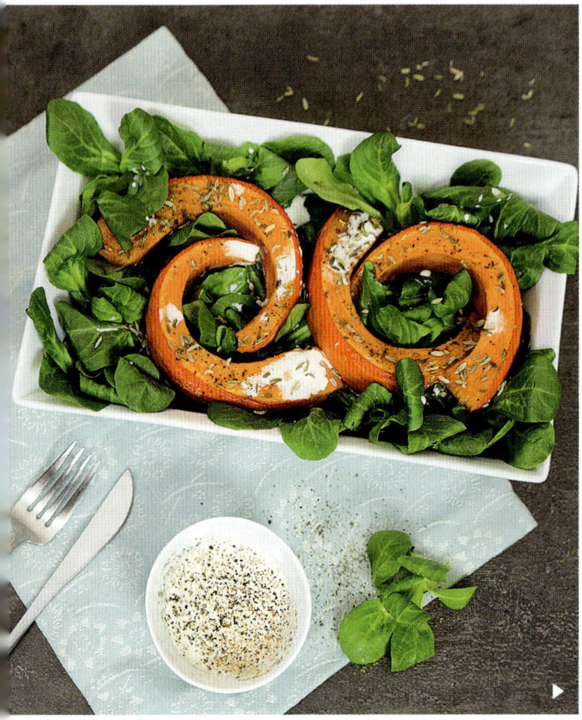

Pour un grand bowl, temps de préparation 10 min, plus le temps de trempage durant la nuit ou au minimum une heure
Contient 489 kcal, 12 g de protéines, 19 g de lipides, 55 g de glucides par portion

1 Mélangez les graines de chia avec la boisson au riz et à la noix de coco, conservez au réfrigérateur pendant la nuit ou au moins une heure.

2 Épluchez la banane, mixez-la avec la préparation au chia, le jus d'aronia et les baies jusqu'à obtention d'une consistance crémeuse.

3 Lavez la poire et coupez-la en tranches. Hachez les cerneaux de noix. Décorez le bowl des tranches de poire, des baies et des cerneaux.

SALADE DE POTIMARRON AU CITRON

½ potimarron | 3 c. à s. d'huile d'olive | 1 c. à c. de graines de fenouil | sel | poivre | 4 gousses d'ail non épluchées | 2 poignées de mâche
Pour la vinaigrette : le jus d'un citron | 3 c. à s. de crème de cuisine à base de soja | 1 c. à s. de graines de fenouil | 3 c. à c. de moutarde de Dijon | sel | poivre du moulin

Pour 2 portions, temps de préparation 20 min
Contient 246 kcal, 3 g de protéines,

20 g de lipides, 11 g de glucides par portion

1 Lavez le potimarron, coupez-le en tranches d'environ 2 cm, posez-le dans un saladier, versez-y l'huile et les graines de fenouil, assaisonnez de sel et de poivre et mélangez bien.

2 Posez les tranches de potimarron et les gousses d'ail en chemise sur une plaque de cuisson recouverte de papier cuisson et faites-les cuire pendant une quinzaine de minutes à 180 degrés au four à chaleur tournante.

3 Triez et lavez la mâche. Fouettez le jus de citron, la crème, les graines de fenouil, la moutarde, du sel et du poivre.

4 Sortez le potimarron du four et servez-le sur un plat avec la salade. Versez-y la vinaigrette et décorez votre salade de graines de fenouil.

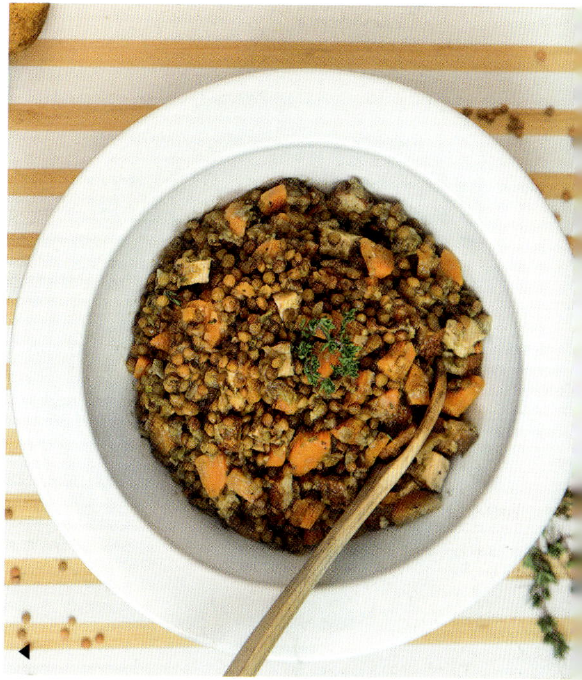

POTÉE DE LENTILLES AU TOFU FUMÉ

1 oignon rouge | ½ poireau | 2 carottes | 4 pommes de terre | ½ racine de persil | 2 c. à s. d'huile de colza | 400 ml de bouillon de légumes | 150 g de lentilles | 1 c. à c. de thym | 1 c. à c. de marjolaine | 200 g de tofu fumé | sel | poivre du moulin

Pour 2 portions, temps de préparation 30 min
Contient 584 kcal, 39 g de protéines,
12 g de lipides, 68 g de glucides par portion

1 Épluchez l'oignon, émincez-le en petits dés. Lavez soigneusement le poireau, coupez-le en fines rondelles. Épluchez les carottes, les pommes de terre, la racine de persil et détaillez-les également en dés.

2 Faites suer les dés d'oignon et les rondelles de poireau dans l'huile de colza. Ajoutez les carottes, les pommes de terre et la racine de persil et faites-les revenir environ trois minutes. Déglacez avec le bouillon de légumes.

3 Ajoutez les lentilles et le thym dans la casserole et laissez frémir pendant vingt minutes. Coupez le tofu fumé en dés et incorporez-le à la potée que vous assaisonnerez de sel et de poivre.

VOS EXERCICES POUR AUJOURD'HUI

Exercice 2 : (p. 82 sq.)
Exercice 3 : (p. 84 sq.)
Exercice 6 : (p. 90 sq.)
Exercice 9 : (p. 96 sq.)

DOUZIÈME JOUR

Vous découvrez enfin à nouveau la sensation de disposer d'énergie. Le ménage a été fait au sein de votre organisme. Il n'est donc pas étonnant que vous ayez également envie de faire le vide de votre côté. Que faire pour se libérer des déchets ? Exactement, les exercices spécialement destinés à nettoyer tous les recoins de votre organisme.

SMOOTHIE ÉNERGÉTIQUE

½ concombre | 1 pomme | ½ botte de persil | 1 kiwi | ¼ d'ananas | 200 ml d'eau de coco | 1 poignée de glaçons

Pour 2 verres, temps de préparation 30 min.
Contient 133 kcal, 2 g de protéines, 1 g de lipides, 23 g de glucides par portion

1 Lavez le concombre. Lavez la pomme et ôtez le trognon. Épluchez le kiwi et l'ananas. Coupez tous les éléments en morceaux. Lavez le persil et mettez-le dans le mixeur avec le concombre et les fruits.

2 Ajoutez l'eau de coco et les glaçons. Mixez le tout jusqu'à l'obtention d'une consistance onctueuse, puis répartissez dans deux verres.

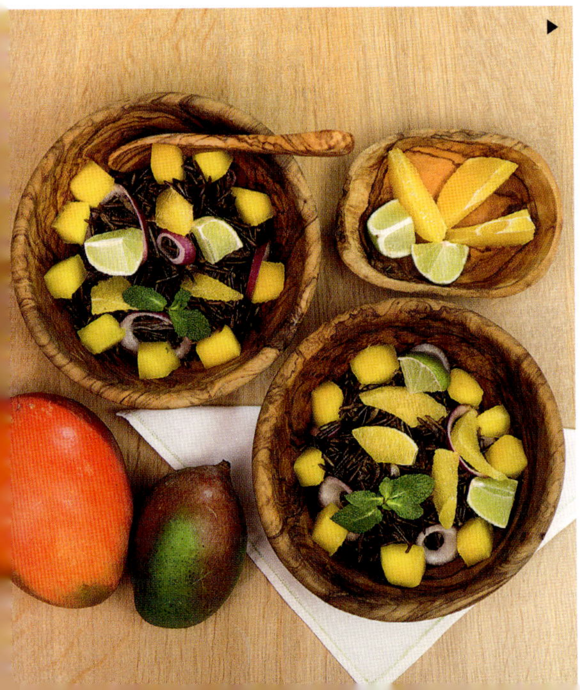

SALADE DE RIZ NOIR À LA MENTHE

200 g de riz noir | 1 mangue | 2 oranges | 1 botte de menthe | 1 oignon rouge | sel | poivre du moulin | deux citrons verts

Pour la vinaigrette : 2 c. à s. d'huile d'olive | 2 c. à s. de sauce de soja | le jus d'une orange | 2 c. à c. de moutarde de Dijon

Pour 2 portions, temps de préparation 25 min
Contient 703 kcal, 13 g de protéines, 15 g de lipides, 119 g de glucides par portion

1 Cuire et égoutter le riz. Éplucher, dénoyauter et découper la mangue. Éplucher et fileter les oranges.

2 Lavez et hachez la menthe. Épluchez et détaillez l'oignon en fines rondelles. Transvasez le riz, les rondelles d'oignon, les filets d'oranges, les cubes de mangue et la menthe dans un saladier, salez et poivrez.

3 Mélangez l'huile d'olive, la sauce de soja et le jus d'orange à la moutarde, incorporez à la salade de riz. Décorez avec les citrons verts coupés en quartiers.

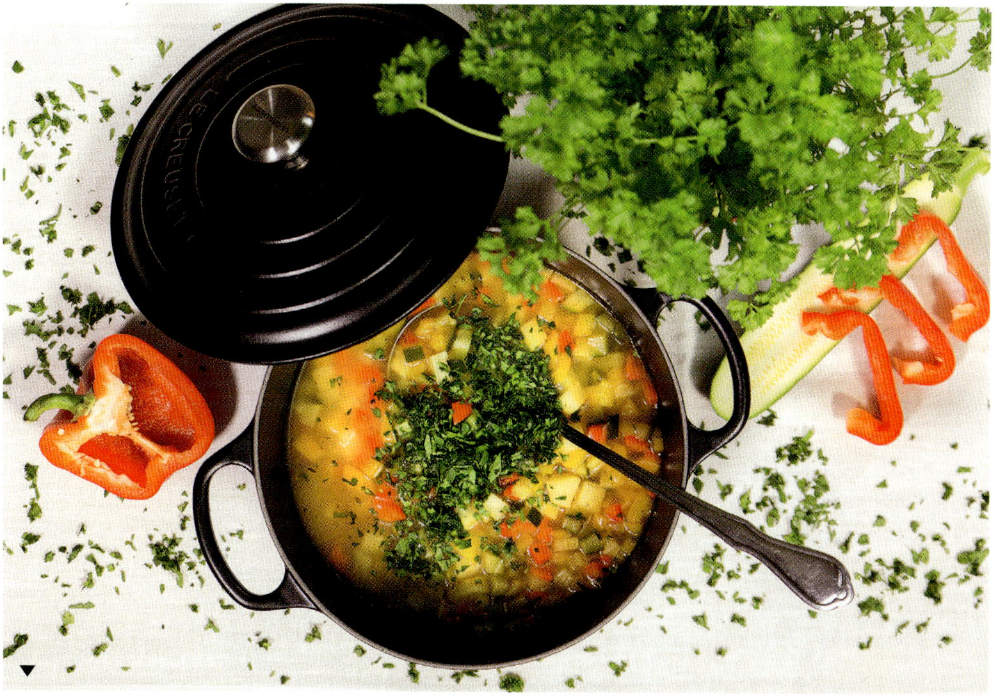

MINESTRONE MULTICOLORE

1 oignon vert | 1 courgette | 1 carotte | 2 poivrons | 100 g de pommes de terre | 1 morceau de céleri-rave | 1 c. à s. d'huile de coco | 1 l de bouillon de légumes | 1 poignée de persil plat | sel | poivre

Pour 2 portions, temps de préparation 30 min. Contient 198 kcal, 7 g de protéines, 6 g de lipides, 23 g de glucides par portion

1 Épluchez les pommes de terre et le céleri-rave, lavez et émincez-les tout comme la courgette et la carotte. Épépinez le poivron, détaillez-le en petits cubes. Coupez l'oignon en fines rondelles.

2 Faites saisir les légumes à feu vif avec l'huile. Déglacez avec le bouillon et laissez frémir pendant quinze minutes. Ajoutez le persil haché, salez et poivrez.

VOS EXERCICES POUR AUJOURD'HUI

Exercice 4 : L'étirement de la cuisse – la flexion des genoux **(p. 86 sq.)**
Exercice 5 : L'étirement de l'arrière de la jambe – le relevé des jambes **(p. 88 sq.)**
Exercice 7 : L'étirement du mollet – les fentes **(p. 92 sq.)**
Exercice 12 : Les exercices de rotation du corps **(p. 102 sq.)**

TREIZIÈME JOUR

Aujourd'hui, c'est détox. Profitez-en pour aller au sauna ou prévoyez un massage. Prenez votre temps, détendez-vous ! Acquittez-vous de vos exercices avant cette sortie afin de mettre au préalable votre organisme en mouvement ou bien après pour profiter de vos facultés accrues au niveau des étirements.

PORRIDGE DU LENDEMAIN AUX FRAISES

80 g de petits flocons d'avoine | 1 c. à c. de graines de chia | 1 c. à c. de graines de lin | 1 c. à c. de cannelle en poudre | 200 ml de lait d'amande | 1 poignée de fraises | 1 c. à s. d'amandes hachées

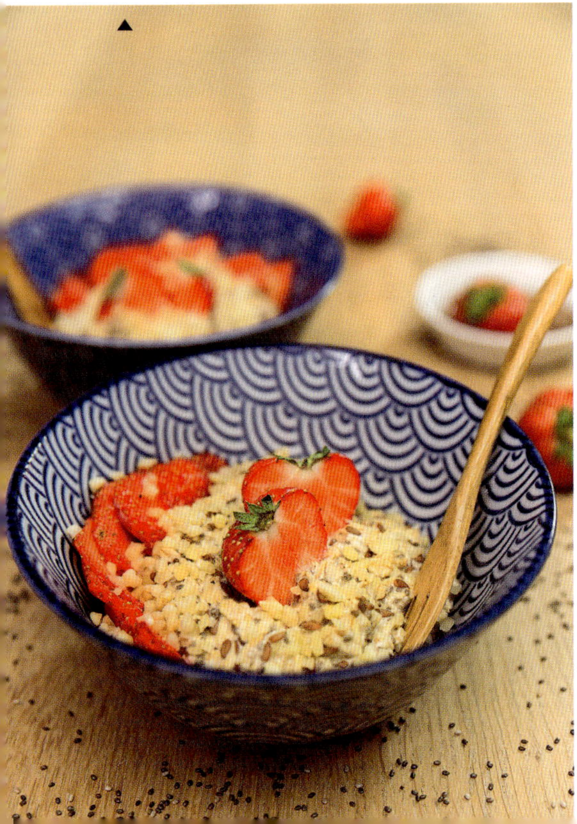

Pour 2 coupelles, temps de préparation 5 min, plus le temps de trempage 8 h (durant la nuit)
Contient 238 kcal, 8 g de protéines, 8 g de lipides, 28 g de glucides par portion

1 La veille, incorporez les flocons d'avoine, les graines de chia, les graines de lin et la cannelle au lait d'amande. Couvrez d'un film alimentaire et laissez reposer au réfrigérateur durant la nuit.

2 Le lendemain, mélangez à nouveaux votre porridge, répartissez-le dans deux coupelles et décorez-le de fraises et d'amandes hachés.

POTAGE DE POMMES DE TERRE

500 g de pommes de terre | 200 g de légumes de pot-au-feu (poireau | carotte | céleri-rave | persil) | 600 ml de bouillon de légumes | 1 pincée de noix de muscade | sel | poivre du moulin

Pour deux portions, temps de préparation vingt-cinq minutes
Contient 185 kcal, 6 g de protéines, 1 g de lipides, 35 g de glucides par portion

1 Épluchez et lavez les pommes de terre, la carotte et le céleri-rave, détaillez-les en cubes. Coupez le poireau en deux dans le sens de la longueur, puis en demi-rondelles. Hachez le persil.

2 Faites cuire les pommes de terre, le poireau, la carotte et le céleri dans le bouillon de légumes pendant environ quinze minutes à couvert, incorporez la moitié du persil. Réduisez en purée à l'aide d'un mixeur plongeant. Vous pouvez également laisser quelques légumes en morceaux si vous préférez.

3 Assaisonnez votre potage de sel, de poivre et de muscade, puis servez-le décoré du reste du persil.

SALADE DE CHOUCROUTE ET DE POIRES AU TOFU FUMÉ

200 g de tofu fumé | 1 c. à s. d'huile d'olive | 200 g de choucroute crue | 2 poires | 3 c. à s. d'amandes hachées | 2 figues

Pour la vinaigrette : 2 c. à s. de vinaigre de cidre | 2 c. à s. d'huile d'olive | 1 c. à s. d'huile de colza | 3 c. à s. de jus de pomme | 1 c. à s. de sirop d'agave | sel | poivre du moulin

Pour 2 portions, temps de préparation 25 min.
Contient 570 kcal, 22 g de protéines, 35 g de lipides, 37 g de glucides par portion

1 Coupez le tofu fumé en cubes, faites-le rissoler avec l'huile d'olive dans une poêle jusqu'à ce qu'il soit croustillant. Laissez égoutter la choucroute dans une passoire. Lavez les poires, évidez-les et détaillez-les en fines tranches.

2 Mélangez le vinaigre de cidre, l'huile d'olive et de colza, le jus de pomme et le sirop d'agave, salez et poivrez.

3 Incorporez la vinaigrette à la choucroute et aux poires, disposez-y les cubes de tofu et décorez avec les amandes hachées. Répartissez les figues coupées en quatre sur la salade.

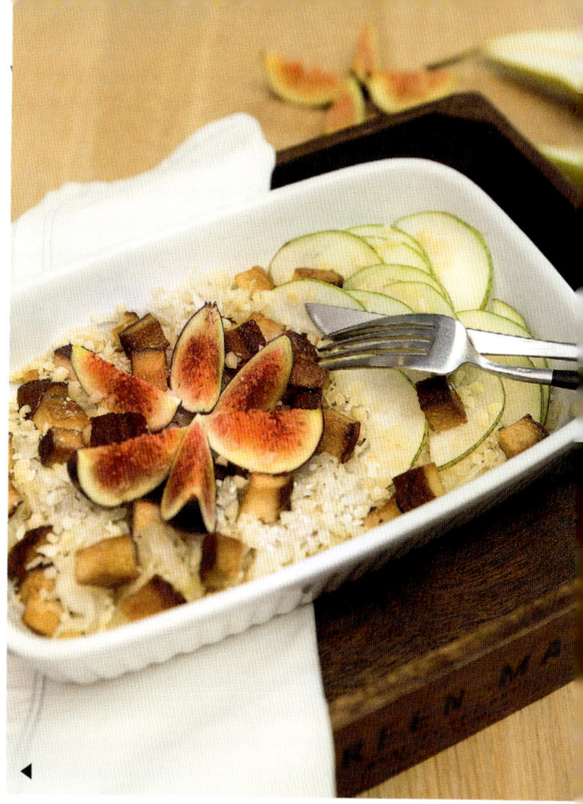

VOS EXERCICES POUR AUJOURD'HUI

Exercice 3 : L'étirement de la colonne vertébrale – le redressement assis **(p. 84 sq.)**
Exercice 6 : L'étirement du buste – l'étirement dorsal **(p. 90 sq.)**
Exercice 8 : L'exercice du triceps – l'appui facial à quatre pattes **(p. 94 sq.)**
Exercice 11 : L'étirement épaules-buste – le pivotement du bassin en appui facial sur les coudes **(p. 100 sq.)**

QUATORZIÈME JOUR

Félicitations. Vous avez relevé le défi des deux premières semaines avec brio. Cela se fête. Envie de voir des amis ? Préparez donc tout simplement les quantités de vos plats en fonction du nombre de vos convives. Peut-être même votre succès donnera-t-il envie à d'autres ? Prenez aujourd'hui une journée de repos de vos exercices et savourez le plaisir de laisser votre organisme continuer à travailler et de parachever le chantier ainsi ouvert.

CRÈME CHOCOLATÉE AUX GRAINES DE CHIA ET AUX BANANES

6 c. à s. de graines de chia | 1 c. à s. de poudre de cacao cru | 300 ml de boisson au riz
Pour la garniture : 1 banane | 50 ml de boisson au riz | 2 c. à s. de pépites de cacao cru

▲

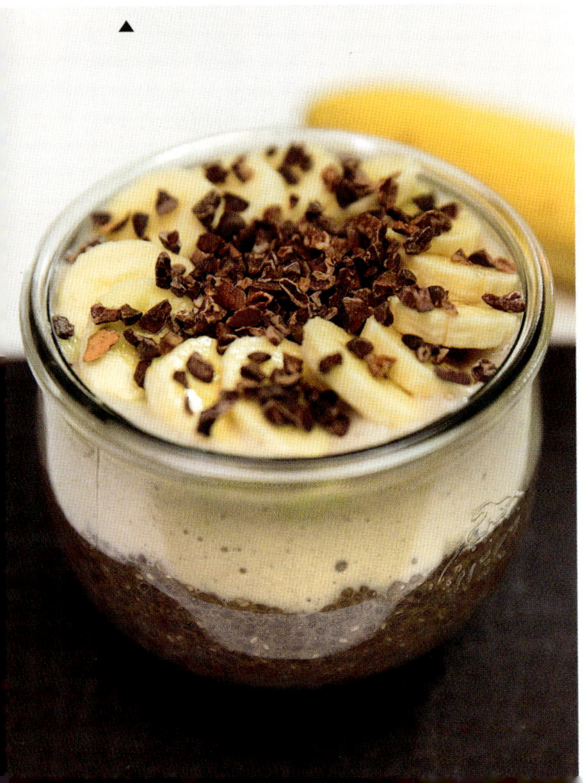

Pour 2 verres, temps de préparation 10 min, plus temps de trempage de 60 minutes à 8 heures (pendant la nuit)
Contient 341 kcal, 10 g de protéines, 15 g de lipides, 34 g de glucides par portion

1 Mélangez les graines de chia et la poudre de cacao à la boisson au riz. Répartissez dans deux verres et laissez gonfler pendant la nuit ou au minimum 60 minutes au réfrigérateur.

2 Pour la garniture, réduisez la banane en purée avec la boisson au riz. Versez la crème de banane sur les deux verres et décorez de pépites de cacao.

SALADE D'AVOCAT À LA MANGUE

1 avocat | 1 concombre | 1 mangue | 1 botte de coriandre | 1 c. à c. de poivre de Cayenne | sel | le jus d'un citron | 1 c. à s. d'huile d'olive

Pour 2 portions, temps de préparation 20 min
Contient 325 kcal, 4 g de protéines, 18 g de lipides, 30 g de glucides par portion

1 Lavez, épluchez et émincez l'avocat, le concombre et la mangue, transvasez dans un saladier. Ajoutez la coriandre lavée et hachée.

2 Versez-y le jus de citron, l'huile d'olive, mélangez et assaisonnez de sel et de poivre de Cayenne.

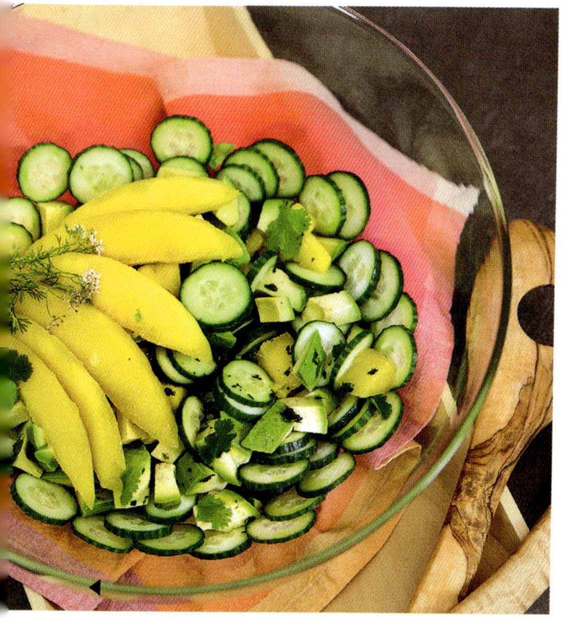

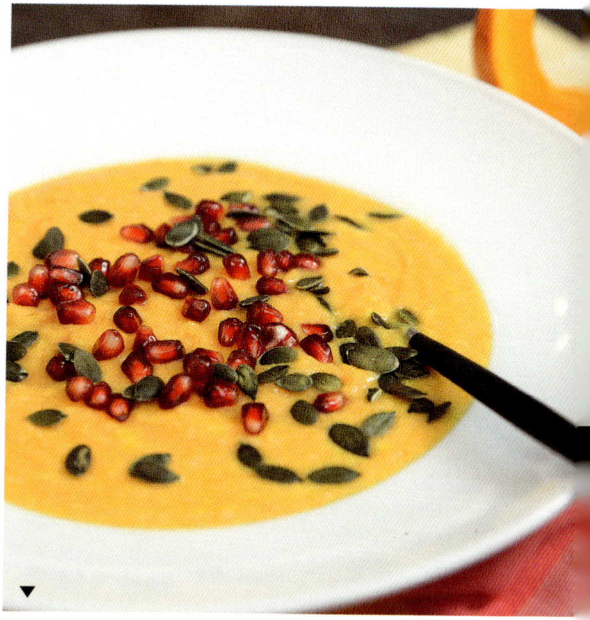

POTAGE DE CAROTTES À LA NOIX DE COCO ET AU GINGEMBRE

1 petit oignon rouge | 1 morceau de gingembre (environ 2 cm) | 400 g de carottes | 1 c. à s. d'huile de coco | 200 ml de lait de coco | 400 ml de bouillon de légumes | sel | poivre du moulin
Pour le décor : graines de courge et de grenade

Pour 2 portions, temps de préparation 20min
Contient 336 kcal, 4 g de protéines,
28 g de lipides, 16 g de glucides par portion

1 Épluchez l'oignon et émincez-le en petits dés, épluchez le gingembre et hachez-le finement. Lavez et épluchez les carottes, détaillez-les également en petits morceaux.

2 Chauffez l'huile de coco dans une grande casserole, faites-y suer les dés d'oignon jusqu'à ce qu'ils soient translucides. Ajoutez les morceaux de carotte et de gingembre, faites-les également suer brièvement.

3 Déglacez le contenu de la casserole avec le lait de coco et le bouillon de légumes et portez à frémissement. Au terme de quinze minutes de cuisson, réduisez les légumes en fine purée à l'aide d'un mixeur plongeant.

4 Assaisonnez le potage de sel et de poivre et servez-le décoré de graines de courge et de grenade.

VOS EXERCICES POUR AUJOURD'HUI

Respirez de manière consciente et savourez votre succès !

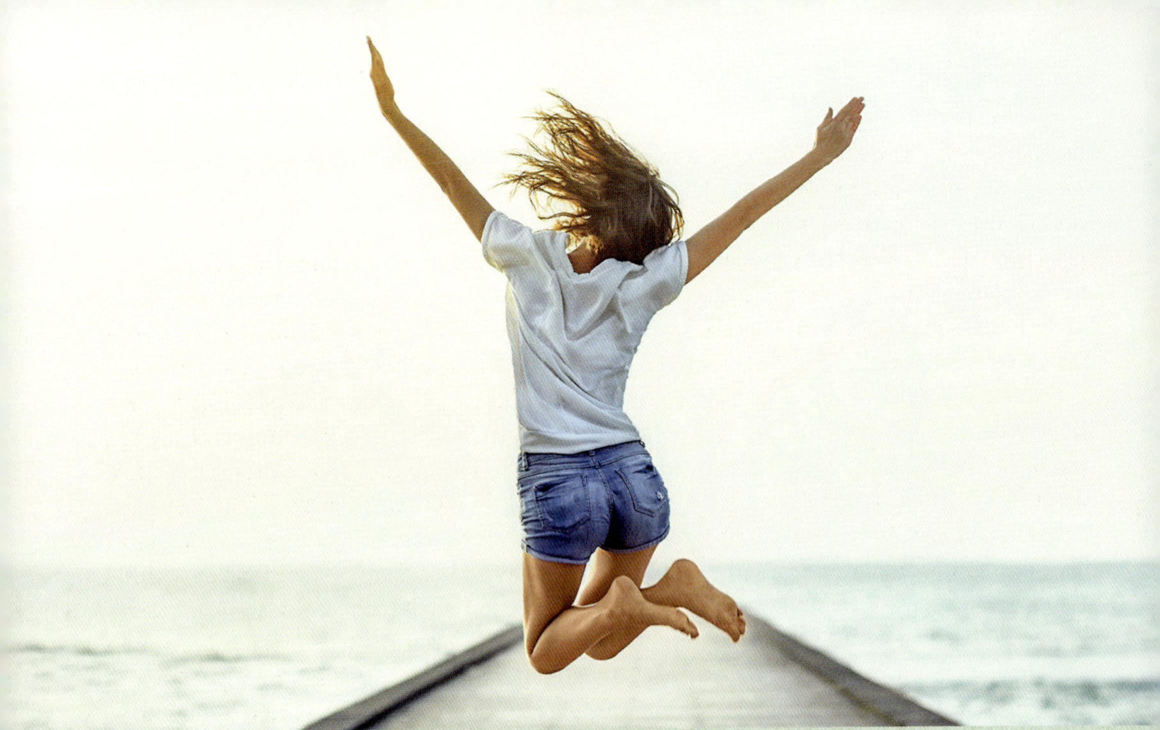

PERSPECTIVES D'AVENIR

Durant ces deux dernières semaines, des changements prodigieux se sont produits au sein de votre organisme. Vous avez à présent bâti de nouveaux fondements en faveur de votre état de santé. Quelques mécanismes totalement nouveaux mais encore d'autres laissés éventuellement en friche depuis des années ont été réactivés à l'intérieur de votre organisme. Au moins un « nettoyage de printemps » a eu lieu, si ce n'est une rénovation, voire peut-être même une transformation partielle ou encore une reconstruction. Mais à la différence d'une maison dans laquelle les travaux de construction sont terminés à un moment donné, vous avez redonné vie à des mécanismes qui s'accélèrent toujours davantage en vue d'un rajeunissement.

L'accélération du métabolisme

Accrochez-vous, car tout ce que vous consommez possède constamment une influence sur votre état de santé, de la même manière que votre activité physique. Au terme de deux semaines d'une alimentation purement végétale, de véritables cascades curatives se produisent à l'intérieur de votre organisme. Dans ce contexte, visionnez la conférence *How not to die* de Michael Greger sur YouTube. Ces 80 minutes peuvent considérablement contribuer à vous persuader et à vous motiver de poursuivre le jeûne intermittent sur le long terme. Je pars du principe que cela vous fera le plus grand bien, hormis les quelques désagréments du début probablement dues aux conséquences de la détoxification. C'est ce que j'ai pu constater durant ma longue pratique auprès de mes patients.

Il s'agit de votre décision

Rien ne s'oppose à ce que vous continuiez le mode alimentaire de ce programme. Plus vous êtes malade, en surpoids ou stressé, d'autant plus de facteurs jouent en faveur de sa poursuite. Si toutefois vous avez dû considérablement prendre sur vous pendant les deux semaines passées afin de pouvoir endurer cette période, vous pouvez également modifier ce programme de telle manière à pouvoir savourer votre vie en restant de bonne humeur. Si vous avez estimé les exercices de ces deux dernières semaines comme étant beaucoup trop excessifs, bougez un peu moins, mais continuez néanmoins à pratiquer une activité physique ! Si vous êtes obligé de vous torturer sans fin, parce que la viande, le fromage ou d'autres produits d'origine animale, mais aussi les sucreries vous ont réellement manqué, consommez-en un peu sans mauvaise conscience ! Mais faites-le au moins en toute connaissance de cause et toujours en vous faisant plaisir.

Atteignez votre objectif grâce à une bonne organisation

Il est préférable de continuer à planifier votre semaine à l'avance tout en y intégrant vos expériences de la semaine passée. Le dimanche soir après dîner constitue un moment particulièrement approprié. Vous risquez ainsi moins de faux pas spontanés provoqués par des attaques de fringale. Vous pouvez ainsi continuer votre propre développement en fonction de votre rythme individuel. Ne désespérez pas non plus si par hasard vous ne parvenez pas du tout à agir en fonction de votre programme pendant quelques jours. Nos ancêtres également subissaient des aléas sous forme de périodes pendant lesquelles ils ne disposaient que d'aliments néfastes pour la santé. Notre organisme est construit pour cela. Il suffit que la voie principale, c'est-à-dire l'objectif à l'horizon, soit la bonne. Par rapport à l'alimentation, cela signifie qu'il faut viser une nourriture consommée en petites quantités, à 95 pour cent végétale dont la majeure partie doit être fraîche et contenir aussi peu de sucre que possible. En ce qui concerne l'activité physique, bougez autant que votre temps vous le permet. Ce n'est finalement pas si compliqué, n'est-ce pas ?
D'ailleurs, vous pouvez rester en notre compagnie 24 heures sur 24. Découvrez nos environ 700 vidéos concernant l'alimentation et la santé ainsi que de nombreux exercices destinés à l'organisme tout entier sur nos deux canaux YouTube *Die Schmerzspezialisten* et *So geht Gesundheit* (en allemand). Vous ne vous ennuierez plus jamais et vous y trouverez de nombreuses autres informations passionnantes. Nous nous réjouissons de vous y retrouver !

Quelques ouvrages pour aller plus loin

Campbell, T. Colin et Thomas M.,
L'enquête Campbell,
J'ai lu, Paris 2014

Campbell, LeAnne et T. Colin,
The China Study – Recettes 5 Étoiles,
Macro Éditions, 2017

Campbell, T. Colin,
Le régime Campbell,
J'ai lu, Paris 2015

Diamond, Harvey et Marylin,
Fit for life,
Bantam Books, Londres 1987

Esselstyn, Caldwell B.,
Prevent and Reverse Heart Disease: The Revolutionary, Scientifically Proven, Nutrition-Based Cure,
Penguin Books, Londres 2007

Greger, Michael,
Comment ne pas mourir,
Belfond Paris 2017

Jakob, Dr Ludwig,
La nutrition raisonnée,
Éditions Résurgence, Embourg (Belgique) 2015

Kleine-Gunk, Prof Dr Bernd, Cavelius, Anna, Dusy, Tanja,
Abnehmen mit Sirtfood,
Gräfe und Unzer, Munich 2017

Leitzmann, Claus, Dittrich, Kathi,
Ces aliments qui nous protègent,
Terre vivante, Mens 2010

Longo, Valter,
Manger jeune, vivre vieux, le régime de longévité,
Decitre, Paris 2018

Mutter, Dr Joachim,
Lass dich nicht vergiften!,
Gräfe und Unzer, Munich 2012

Pollan, Michael,
The omnivore's dilemma,
Bloomsbury, Londres 2011

Precht, Richard David,
Pourquoi j'existe?
Belfond Paris 2014

Robbins, John,
Se nourrir sans faire souffrir,
Stanké, Québec 1990

Shatalova, Galina,
La méthode de guérison naturelle,
Macro Éditions 2017

Wiedemann, Christina,
Eiweiß, nur grün,
Gräfe und Unzer, Munich 2017

AUX ÉDITIONS MÉDICIS

Froböse, Dr Ingo,
Soyez en forme en un rien de temps,
Médicis, Paris 2016

Froböse, Dr Ingo,
La musculation sans appareil,
Médicis, Paris, 2015

Heepen, Günther H.,
Équilibrer le système hormonal grâce aux méthodes naturelles,
Médicis, Paris 2017

BIBLIOGRAPHIE DES AUTEURS

Bracht, Dr Petra, Liebscher-Bracht,Roland,
Die Arthrose-Lüge,
Goldmann, Munich 2017

Bracht, Dr Petra, Liebscher-Bracht, Roland,
Faszien-Rollmassage,
Goldmann, Munich 2015

Bracht, Dr Petra, Liebscher-Bracht, Roland,
FaYo, das Faszien-Yoga,
Arkana, Munich 2016

Quelques adresses pour aller plus loin

Organisation Internationale pour le véganisme – L'avenir est végétal
www. Proveg.com

Cabinet Dr Petra Bracht
Kaiser-Friedrich-Promenade 83
61348 Bad Homburg
Tél.: 00 49 (0)6172 171050
info@DrPetraBracht.de
www. DrPetraBracht.de

Les vidéos sur les canaux gratuits de YouTube (en allemand) :
« So geht Gesundheit » et
« Die Schmerzspezialisten »

Liebscher & Bracht Formations et Accessoires
Formations à destination de médecins et de thérapeutes, sangles de suspension, rouleaux pour fascias, livres, compléments alimentaires, dvd d'exercices, coaching antidouleur en ligne :
www.Liebscher-Bracht.com
Info@ Liebscher-Bracht.com
Tél.: 00 49 (0)6172 1395989

Remerciements

Je voudrais d'abord remercier mes trois hommes, Roland, mon époux, Julien et Raoul, nos deux fils que j'ai toujours obligés à participer à toutes les nouveautés favorables à notre santé que je pensais avoir découvertes. Merci à tous mes patients qui m'ont donné infiniment de réconfort surtout au début de mon travail en tant que nutritionniste par la méthode de l'apprentissage par la pratique. Merci à tous les amis qui ont encore et toujours dû supporter les récits de guérisons souvent incroyables de mes patients. Merci à tous mes professeurs. Avant tout à Prof. Dr Claus Leitzmann, ancien directeur de l'institut de nutrition de l'université de Gießen avec lequel je siégeais il y a presque trente ans au conseil scientifique du mouvement « Fit-for-Life ». Encore aujourd'hui, il répond patiemment à toutes mes questions et me rappelle également à un peu plus de prudence lorsque je veux aller de l'avant et que mes expériences promettent certes beaucoup d'espoir mais ne sont pas encore suffisamment étayées. Il m'a toujours réconfortée dans l'idée que d'après ses recherches je choisis la bonne voie avec mes patients et que les régimes à la mode, comme le régime paléo, finiront par passer à cause de leurs répercussions négatives sur la santé. Je remercie également feu Prof. Lukas Möller, l'ancien directeur de psychosomatique à l'université Johann Wolfgang von Goethe qui déjà il y a vingt ans était si convaincu de mon travail qu'il m'avait confié pendant presque dix ans une mission d'enseignement concernant les relations entre santé et nutrition au sein de sa chaire. Merci également à tous mes autres professeurs ayant publié des livres sur des sujets pertinents pour moi et dont j'ai étudié le savoir en silence. Et enfin merci à mon organisme, mon « médecin intérieur » qui s'adresse toujours à moi de manière très claire et auquel je peux faire confiance en toute circonstance.

Index

Index des recettes

Index des exercices

Je dédie cet ouvrage à mes deux fils Julien et Raoul.

Crédits photographiques

Titre original : *Intervallfasten, Für ein langes Leben – schlank und gesund*
Traduit de l'allemand par Ursula Monnier

19, rue Saint-Séverin 75005 Paris
contact@editions-medicis.fr
www.dervy-medicis.fr
ISBN 978-2-85327-668-9

Illustrations

Direction du projet : Maja Schöffel, bookwise
Rédaction photographique : Nele Schneidewind
Conception photographique : Simon Pieren
Maquette : independent Medien-Design, Horst Moser, Munich
Conception de la couverture : h3a GmbH, Andreas Grassinger
Production photographique : Simon Pieren
Autres photos :
Couverture : Shutterstock
Fotofinder : p. 34 ; Getty Images : p. 20 ; iStock : p. 2, 8, 11, 14, 18, 22, 23, 29, 31, 39, 42, 50, 68, 136, rabat extérieur avant ; privé : p. 4, 13, rabat extérieur arrière ; Shutterstock : p.5, 74, rabat intérieur arrière ; Stocksy : p. 3, 6, 52, 73

Avertissement important

Les propositions de cet ouvrage représentent le point de vue des auteurs. Ils ont été établis en toute bonne foi et examinés avec le plus grand soin. Ils ne remplacent cependant en aucun cas un conseil médical personnalisé. Chaque lecteur est individuellement responsable de ses propres actions. Ni les auteurs, ni l'éditeur ne peuvent être tenus pour responsables des éventuels préjudices ou dommages résultant des conseils pratiques donnés dans ce livre.

www.facebook.com/gu.verlag

Achevé d'imprimer en Slovénie par DZS Grafik